ESST
ECHTES
ESSEN!

Jasmin Schindler
Patrick Hundt

ESST ECHTES ESSEN!

Mit gesunden Gewohnheiten
raus aus dem Ernährungsdilemma

südwest

Inhalt

Eine bessere Esskultur 127

Gesunde Mahlzeiten 167

Anhang 201

Ein paar Worte vorab

Warum wir dieses Buch schreiben

Wer sind wir, Jasmin und Patrick, dass wir uns erlauben, ein Buch über Ernährung zu schreiben? Wir sind keine Ernährungswissenschaftler. Wir haben auch nichts in dieser Richtung studiert. Wir sind nur zwei Menschen von nebenan, die sich mit ihrer Ernährung auseinandersetzen und für sich entdeckt haben, dass der Weg zu einer gesunden Lebensweise über Gewohnheiten führt. Wir wollen gesund leben, um gesund zu bleiben. Das wollen wir auch für unsere Mitmenschen. Von Trends, Diäten oder komplizierten Ernährungsempfehlungen zahlreicher Experten halten wir beide nichts. Wir stehen stattdessen für eine einfache Ernährung mit echten Lebensmitteln. So wie die Menschheit sie einmal kannte, bevor sie verlernte, gesund zu essen.

Wir sind nicht perfekt, sondern haben unsere Schwächen. Wir begehen Ernährungssünden wie jeder andere auch. Aber es gelingt uns immer häufiger, regelmäßig gesunde Lebensmittel zu essen. Dabei haben wir Spaß und fühlen uns wohl. Ganz ohne Zwang. Doch das war nicht immer so.

Über Patrick Hundt

Patrick machte in seiner Ernährung jahrzehntelang alles falsch, was man falsch machen kann. Essen musste für ihn bequem sein. Anstatt seine Mahlzeiten zu kochen, wärmte er Fertiggerichte auf.

Das ging immerhin schnell und viel wissen musste er dazu auch nicht. Steht ja alles auf der Verpackung! Während sich das Essen von allein zubereitete, saß er vorm Fernseher. Anschließend verschlang er es geistesabwesend vor der Glotze. Dazu trank er alles, was das Supermarktregal hergibt: Limonaden, Fruchtsäfte, Eistees – manchmal sogar die Diätvarianten. Wasser trank er hingegen selten oder nur mit künstlich zugesetztem Geschmack und Zucker. Überhaupt ist Zucker so eine Sache. Patrick hat eine große Schwäche für Süßes. Wenn er einmal anfängt, kann er sich kaum zügeln. Das ist heute noch so.

Wen wundert es an dieser Stelle also noch, dass Patrick bereits in seiner Jugend übergewichtig war? Wobei wir seinen damaligen Zustand nicht unnötig verharmlosen wollen: *Fettleibig* ist der korrekte Begriff. Es erging ihm wie so vielen Übergewichtigen: Seine Lebensweise war außer Kontrolle geraten und er nahm immer weiter zu. Denn die Lebensmittel, die er aß, haben einen unangenehmen Nebeneffekt: Sie sind nicht nur ungesund – sie sorgen auch dafür, dass wir von ihnen immer mehr wollen. So entsteht eine Spirale, aus der man kaum noch entkommen kann. Patrick jedenfalls entkam ihr lange nicht. Es gab Versuche, sich gesünder zu ernähren und Sport zu treiben. Doch die waren halbherzig oder so unbeholfen, dass sie lange Zeit nicht von Erfolg gekrönt waren. Am Ende zeigte die Waage 150,6 Kilogramm an. Das war vor fünf Jahren.

Dann kam der berühmte *Klick* – der eine Moment, in dem die Motivation hoch genug war, um endlich etwas zu ändern. In den Tagen danach wurden aus Motivation neue Gewohnheiten, die ihn durch die nächsten neun Monate tragen sollten. In diesen hungerte er sich auf ein normales Gewicht herunter. Er verlor 60 Kilogramm an Fett- und Muskelmasse. Es ging so schnell, dass wir es nicht empfehlen können. Denn solche drastischen Diäten sind für den Körper sehr anstrengend. Aber das *eigentliche* Problem mit Crash-Diäten erfuhr Patrick am eigenen Leib: In der kargen Zeit fuhr sein Körper den Energieverbrauch herunter und baute Muskeln ab, wodurch der Energieverbrauch noch weiter sank. Dieser Effekt macht es am Ende einer Hungerphase schwierig, wieder auf eine normale Ernährung umzustellen, denn die enthält nun schon zu viel Energie. Dann kommt der Jo-Jo-Effekt.

Bei Patrick hielt sich dieser nur mit hohem Aufwand in Grenzen. Er trieb viel Sport. Er zählte Kalorien. Er verzichtete. Er stand ständig auf der Waage. Trotzdem stieg das Gewicht langsam wieder an. Bis er begann, sich noch intensiver mit seiner Ernährung und seiner Lebensweise auseinanderzusetzen. Das war nötig, denn seine Diät-Gewohnheiten – Hungern und Verzicht – waren nicht nachhaltig und nicht dauerhaft durchzuhalten. Folglich landete er wieder bei seinen alten Gewohnheiten. Zwar aß er von allem weniger, aber immer noch die falschen Dinge: industriell produzierte Produkte, gesüßte Getränke und andere Süßwaren. Erst als er begann, auf frische Lebensmittel zu setzen, die er heute immer häufiger selbst zubereitet, pendelte sich sein Gewicht auf einem Niveau ein, mit dem er zufrieden ist. Mit dieser Ernährung fühlt er sich besser, gesünder und vor allem stabil.

Die Sorge vor dem nächsten Blick auf die Waage gibt es nicht mehr. Auch Kalorien zählt Patrick nicht mehr. Heute hat er endlich das Gefühl, seine Ernährung so gut im Griff zu haben, dass er nicht täglich über sie nachdenkt. Auch weil er Wege gefunden hat, diese Ernährungsweise dauerhaft beizubehalten. Dabei spielen feste Gewohnheiten die größte Rolle.

Über Jasmin Schindler

Jasmins Geschichte ist weniger dramatisch. Dennoch hat sie einen starken Bezug zum Thema Ernährung. In ihrer Jugend machte sich Jasmin wenige Gedanken um ihre Ernährung. Sie trank häufig Softdrinks, aß Tüten-Fix-Aufläufe oder große Nudelberge, ohne dies zu hinterfragen.

Obwohl Jasmin nie übergewichtig war, fühlte sie sich häufig zu dick. Die Waage bereitete ihr regelmäßig schlechte Laune und wenn sie ihr Gewicht preisgeben musste, schämte sie sich dafür. »Eine Diät machen« war für Jasmin lange Zeit ein Thema. Drei oder vier Kilogramm weniger sollten es immer sein. Nur wie ihr das dauerhaft gelingen sollte, ohne dass sie sich ständig zügeln musste, das war lange Zeit nicht klar. Ihre Ernährung war ein ständiger Kampf gegen die Waage.

Aufgrund ihrer Laktoseunverträglichkeit begann Jasmin sich vor einigen Jahren intensiver mit den Inhaltsstoffen und der Wirkung von Lebensmitteln zu beschäftigen. Vor über drei Jahren entschied sie sich zudem, weitgehend auf Fleisch und Fisch zu verzichten. Sie isst gern Lebensmittel, deren Ursprung und Inhaltsstoffe nachvollziehbar sind. Bei Fleisch und Fisch ist das heute kaum noch möglich, daher lebt sie praktisch vegetarisch.

Jasmin liest und lernt viel über gesunde Ernährung und den Umgang mit Lebensmitteln. Essen ist für sie keine Nebensache mehr. Stattdessen nimmt sie sich Zeit für den Einkauf von frischen Lebensmitteln, die Auswahl leckerer Rezepte und die Zubereitung von Mahlzeiten. Diese achtlos zwischen Tür und Angel zu verzehren, kommt für Jasmin nicht mehr infrage. Sie macht es sich gern gemütlich und zelebriert ihre Mahlzeiten mit Genuss.

Heute stellt Jasmin sich nur noch selten auf die Waage – und wenn, dann nur, um zu bestätigen, was sie eh schon wusste: alles in Ordnung. Sie richtet ihren Blick nun wesentlich stärker auf das Innere. Sie möchte sich rundum wohlfühlen: körperlich, seelisch, geistig. Wenn sie ausgeglichen und zufrieden ist, dann ernährt sie sich auch gesund.

Und warum Gewohnheiten?

Wir beide tauschen uns regelmäßig über Gott und die Welt aus. Besonders gern aber darüber, wie wir unser Leben so gestalten können, dass wir gesünder, zufriedener und glücklicher sind. Das wollen wir doch alle, nicht wahr?

Egal, ob wir über körperliches, emotionales oder geistiges Wohlbefinden sprechen, wir gelangen immer wieder zu der Erkenntnis, dass unser ganzes Leben aus Gewohnheiten besteht. Jede Handlung, ob wir sie nun regelmäßig ausführen oder uns nicht durchringen können, sie anzugehen, ist auf Gewohnheiten zurückzuführen. Einige davon können wir als gesund bezeichnen, andere sind ungesund.

Deshalb haben wir uns eingehend mit unseren Gewohnheiten beschäftigt, haben sie durchleuchtet und hinterfragt und wissen nun, wie sie funktionieren. Jede Gewohnheit folgt einem Schema. Wer das einmal erkannt hat, dem fällt es leichter, gesunde Gewohnheiten zu etablieren und ungesunde Gewohnheiten aufzugeben.

Mit diesem Wissen gelingt es uns nun, gesünder zu leben, ohne es als einen Zwang zu empfinden. Wir kochen häufiger, essen weniger Süßigkeiten, trinken kaum noch kalorienhaltige Getränke und verzichten größtenteils auf verarbeitete Produkte. Stattdessen kaufen wir echte Lebensmittel ein und nehmen uns Zeit fürs Essen. Damit fühlen wir uns gesünder, zufriedener und glücklicher. Ganz so, wie wir es wollten. Gelungen ist uns das mithilfe von – na, was wohl? – Gewohnheiten. Diese Erfahrung möchten wir nun an dich weitergeben.

Nur ein Baustein einer gesunden Lebensweise

Dieses Buch richtet sich nicht nur an Menschen, die durch ihre Ernährung krank geworden sind. Gesundheit ist mehr, als nicht krank zu sein. Sie ist ein Zustand des vollständigen körperlichen, emotionalen und geistigen Wohlergehens. Gesundheit ist eine Lebensweise.

Unsere Ernährung spielt eine wichtige Rolle für unser Wohlergehen. Was wir heute essen, entscheidet nicht nur darüber, wie wohl wir uns *heute* fühlen, sondern auch in einigen Jahren. Unsere Ernährung beeinflusst, ob wir energiegeladen oder ausgelaugt sind. Ob wir schlank bleiben oder zunehmen. Ob wir 80 Jahre alt werden oder nur 60. Ernährung trägt erheblich zur Gesundheit bei. Und doch tun viele von uns so, als sei es egal, was wir essen und trinken. Der Schauspieler Christoph Maria Herbst sagte dazu sehr treffend: »In Deutschland zerbrechen sich viele Menschen eher den Kopf darüber, mit welchem Sprit sie ihr Auto betanken, als darüber, welchen Sprit sie sich selbst zuführen.[1]

Die moderne Gesellschaft macht es uns aber auch nicht leicht, uns gesund zu ernähren. Wer weiß schon noch, was überhaupt gesund ist und was nicht? Die Supermärkte sind bis unters Dach vollgestopft mit Nahrung. Wir leben quasi im Schlaraffenland. Das gab es in der Menschheitsgeschichte noch nie zuvor. Nahrung zu beschaffen ist so einfach und selbstverständlich geworden, dass es gleichzeitig eine Herausforderung ist zu entscheiden, was gut für uns ist. Wir müssen aus Tausenden von Produkten wählen.

Die Evolution hat uns allerdings nicht darauf vorbereitet, mit einem Einkaufswagen bewaffnet durch den Supermarkt zu schlendern. Sie hat uns eher darauf gepolt zuzugreifen, wenn sich Nahrung anbietet. Aus Bequemlichkeit nehmen wir noch dazu einfach etwas, dessen Verpackung uns anlacht oder das wir aus der Werbung kennen. Vor wenigen Jahrzehnten, zum Beispiel zu Zeiten unserer Großeltern, gab es dieses Überangebot noch nicht. Sie aßen ganz selbstverständlich echte Lebensmittel. Lebensmittel, die auf einem Feld oder auf einem Baum wuchsen. Oder tierische Produkte von Tieren, die noch unter freiem Himmel aufgewachsen waren. Lebensmittel, die keine Siegel, Nährwertangaben und Marketingmaskottchen benötigten.

Da wollen wir wieder hin. Denn wir glauben, dass diese echten Nahrungsmittel unseren Körper tatsächlich nähren. Mit ihnen fühlen wir uns körperlich und geistig fit. Unser Gewicht reguliert sich von selbst, ohne dass wir täglich auf die Waage steigen müssen und mit angstverzerrtem Gesicht auf die digitale Anzeige warten.

Deine Ernährung zu überprüfen und umzustellen ist ein guter Anfang, wenn du gesünder leben möchtest. Du wirst unmittelbare Effekte spüren und langfristig etwas für dein Wohlbefinden tun. Doch die richtige Ernährung ist nur *ein* (wichtiger) Baustein einer gesunden Lebensweise. Zu einem gesunden und zufriedenen Leben gehört noch mehr: Bewegung, emotionale Gesundheit, geistiges Wachstum. Um diese Aspekte eines gesunden Lebens geht es in diesem Buch zwar nur am Rande, dennoch möchten wir sie erwähnen, um die Bedeutung unserer Ernährung in den richtigen Kontext zu setzen.

Bewegung tut gut

Bewegung ist in unserer modernen Gesellschaft nicht mehr selbstverständlich. Wir erfinden alles, um uns das Leben möglichst bequem zu machen, sodass wir uns nicht bewegen müssen. Viele Berufe erfordern überhaupt keine Bewegung mehr, sodass wir unseren Schreibtisch kaum noch verlassen. Wenn wir doch einmal unterwegs sind, müssen wir keine Treppen mehr steigen, denn es gibt Aufzüge und Rolltreppen. Einkaufen können wir heute von zu Hause aus, und wenn wir doch ein Geschäft aufsuchen, dann am besten mit dem Auto. Für so eine bequeme Tätigkeit wie Fernsehen ist schon gar keine Bewegung mehr notwendig. Wir haben Fernbedienungen. In unsere Schuhe kommen wir mit langen Schuhlöffeln, wenn es mit der Beweglichkeit nicht mehr so hinhaut.

Dabei ist Bewegung wichtig. Sie ist der zweite Baustein für unser körperliches Wohlbefinden. Unsere Körper sind nicht dafür geschaffen, den ganzen Tag herumzusitzen. Sie sind komplexe Wunder der Natur, die sehr leistungsfähig sind. Wir haben Muskeln, die beansprucht werden wollen. Muskeln verbrennen einen großen Teil der Energie, die wir unserem Körper zuführen – und zwar auch dann, wenn wir nichts tun! Mit weniger Muskeln sinkt unser Grundumsatz, also der normale tägliche Energieverbrauch, und wir müssten weniger essen. Da das kaum jemand tut, werden wir übergewichtig.

Ernährung und Bewegung sind darüber hinaus noch enger miteinander verbunden, als du vielleicht denkst. Es gibt Lebensmittel, die unseren Bewegungsdrang fördern, und es gibt Lebensmittel, die uns träge machen. Industriell verarbeitete Lebensmittel – die fast alle zucker- und fetthaltig sind – machen uns träge. Sie wirken in unserem Körper auf doppelte Weise negativ: Unser Körper kann sie schlecht verwerten und setzt mit ihnen Fett an. Gleichzeitig fällt uns Bewegung mit dieser Ernährung noch schwerer, sodass wir nichts dafür tun, um die überschüssige Energie zu verbrennen. *Echte* Lebensmittel hingegen helfen uns dabei, unseren Hintern hoch zu bekommen. Mit ihnen schlagen wir zwei Fliegen mit einer Klappe: Wir setzen weniger Fett an und bewegen uns automatisch mehr, sodass wir Muskeln aufbauen und noch mehr Energie verbrennen.

Bewegung und Ernährung gehen also Hand in Hand: Eine gesunde Ernährung unterstützt dich darin, dich häufiger zu bewegen, und mehr Bewegung hilft dir dabei, die aufgenommene Energie optimal zu verbrennen. Echte Lebensmittel setzen eine positive Spirale in Gang.

Emotionale Gesundheit

Ein gesunder Körper allein reicht nicht. Wir glauben, dass unser Körper nicht gesund sein kann, wenn unsere Seele und unser Geist es nicht sind. Auf unsere Gefühle zu achten ist in unserer hektischen Zeit jedoch nicht leicht. Uns stresst nicht nur die Arbeit, sondern auch die vielen Optionen und Hintergrundgeräusche. Ständig ist etwas los. Wir könnten 24 Stunden lang etwas machen und wenn wir uns mal ausruhen wollen, haben wir das Gefühl, etwas zu verpassen und unser Leben nicht so zu leben, wie wir es könnten. Das stresst. So bleibt wenig Zeit, um in uns hineinzuhören. Die Folgen sind ein geringes Selbstwertgefühl, Einsamkeit oder Krankheiten wie Depression oder das Burn-out-Syndrom.

Unsere Gefühle sind daher nicht losgelöst von unserer Ernährung zu betrachten. Vielmehr beeinflussen sie einander: Wenn wir emotional nicht auf der Höhe sind, wollen wir uns mit Belohnungen trösten. Häufig handelt es sich dabei um Essen. Da eine Karotte nicht so gut tröstet wie eine Tafel Schokolade, greifen wir an miesen Tagen zu Schoki. Auch süßes und fettes Essen ist ein kleiner Glückstreiber. Es hilft uns für einen kurzen Moment über eine schlechte Phase hinweg. Doch leider macht es auch süchtig – sodass wir für solche Sünden langfristig bezahlen.

Besser ist es, von vornherein auf unsere Gefühle zu achten und Maßnahmen zu ergreifen, um uns gut zu fühlen. So wie wir unseren Körper gesund ernähren und bewegen, können wir unsere Seele streicheln. Das Ziel ist ein gesundes Selbstwertgefühl, mit dem wir über alle Krisen hinwegkommen – ohne uns mit Süßigkeiten trösten zu müssen.

Geistige Gesundheit

Geistiges Wachstum ist ein entscheidender Faktor auf der Suche nach dem Glück. Glück ist ein flüchtiger Zustand. Sind wir für einen Moment glücklich, definieren wir den Anspruch an unser Glück meist sofort neu. Um erneut glücklich sein zu können, müssen wir wachsen – etwas lernen, ein Erfolgserlebnis haben. Es macht uns glücklich, heute etwas zu können, das wir gestern noch nicht konnten.

Unser Gehirn ist zu außerordentlichen Leistungen fähig, doch die meisten von uns nutzen nur einen Bruchteil ihrer Möglichkeiten. Wir geben uns mit Mittelmäßigkeit oder Stillstand zufrieden. Ein Grund dafür ist, dass wir oft abgelenkt sind. Wir haben nur begrenzt Aufmerksamkeit zu verteilen. Wenn wir die dem Fernsehprogramm widmen oder beim Surfen im Internet herschenken, bleibt nichts mehr übrig für unser persönliches Wachstum. Denn dieses erfordert Zeit zum Lesen, Lernen und Üben.

Wer seinen Geist fördern will, muss zunächst daran glauben, dass das möglich ist. Die meisten Menschen meinen, in ihren Möglichkeiten begrenzt zu sein. Dieses Denken ist es jedoch, das sie einschränkt. Wer hingegen davon ausgeht, alles lernen zu können, was man zu einem gesunden Leben braucht, der wird das auch schaffen. Für den ist Wachstum möglich.

Im Verlauf dieses Buchs wirst du merken, dass du, um dich gesund zu ernähren, auch geistig gefordert bist. Eine Ernährungsumstellung kann bedeuten, die eine oder andere Denkweise zu hinterfragen oder über den Haufen zu werfen. Denn nicht alles, was uns über Ernährung beigebracht wurde, ist richtig. Auch die Ernährungswissenschaft ist nicht perfekt. Sie musste sich im Verlauf der Jahrzehnte immer wieder selbst korrigieren. Was dir Unternehmen über ihre Produkte versprechen, muss erst recht nichts mit der Realität zu tun haben.

Um gesunde Gewohnheiten annehmen und beibehalten zu können, musst du umdenken. Dazu gehört, dass du offen für neue Erkenntnisse bist und dich auch nach dem Lesen dieses Buchs weiterhin über gesunde Ernährung informierst. Außerdem wirst du die Unterstützung von Menschen benötigen, die dich inspirieren oder die sich ebenfalls weiterentwickeln wollen, anstatt sich an alte (ungesunde) Gewohnheiten zu klammern.

Um dich dauerhaft gesund zu ernähren, wirst du dich jedoch als Erstes fragen müssen, warum du das überhaupt willst. Hoffentlich nicht für eine andere Person oder weil es dein Arzt sagt – sondern allein für dich. Nur wenn du verstehst, dass du etwas für dich selbst tust (und damit indirekt für andere, weil du als gesunder Mensch anderen besser helfen kannst), wird es dir gelingen, dich auf lange Sicht gesund zu ernähren – ohne dir jeden Tag zu wünschen, wieder all die Dinge essen zu dürfen, die dir nicht guttun.

Eine Frage der Gewohnheiten

Der Mensch ist ein Gewohnheitstier. Dieser Satz ist mehr als eine Phrase. Er verdeutlicht die evolutionären Wurzeln von Gewohnheiten. Wann immer der Mensch eine neue Erfahrung machte, die ihm guttat, blieb er dabei. Er aß weiter die Früchte, die ihm schon beim ersten Mal keine Bauchschmerzen bereiteten, ging die gleichen sicheren Wege durch den Wald oder jagte das Wild auf die gleiche Weise, die schon viele Male zum Erfolg geführt hatte. Diese Gewohnheiten retteten ihm in einer unwirtlichen Umgebung häufig das Leben.

Gewohnheiten bestimmen auch heute noch unseren Alltag. Häufig sind wir uns dessen nicht bewusst. Wir machen die Dinge einfach. Wir putzen morgens unsere Zähne, ohne nachzudenken. Wir setzen uns eine Tasse Kaffee auf. Wir greifen zu den Cornflakes. Beim Frühstück schauen wir nebenher mal in Facebook rein. Es sind Routinen, die wir nicht hinterfragen. Wir tun es, weil es so einfach ist oder weil wir es schon immer so gemacht haben (was kein gutes Argument ist!).

Unser Gehirn sucht ständig nach Abkürzungen. Es will ein komplexes Leben leichter machen. Wie nett von ihm! Schließlich stehen wir jeden Tag vor etwa 200 Entscheidungen, die allein unsere Ernährung betreffen. Darunter große Fragen wie »Was gibt es heute zum Mittag?«, aber auch viele kleine wie »Hole ich mir noch einen Nachschlag?«, »Lese ich die Zeitung beim Frühstück?«, »Snacke ich beim Fernsehen?« oder »Esse ich das noch auf?«. Es ist unmöglich, alle diese Entscheidungen korrekt zu treffen. Es sind einfach zu viele. Es sind sogar zu viele, um sie klar zu durchdenken, bevor wir sie fällen. Daher macht unser Gehirn aus wiederkehrenden Handlungen Gewohnheiten. Gewisse Aufgaben laufen so automatisiert ab. Diese Gewohnheiten nehmen uns das Denken ab.

Das ist überwiegend nützlich. Doch es gibt viele Gewohnheiten, die gegen uns arbeiten. Sie entstehen unbewusst. Auf einmal sind sie da. Je fester sie in unseren Alltag integriert sind, desto weniger denken wir über sie nach. Wenn wir später merken, dass sie schädlich sind, kommen wir nicht mehr von ihnen los.

Daher müssen wir hin und wieder bewusst reflektieren, ob unsere Gewohnheiten noch mit unseren langfristigen Zielen vereinbar sind. Häufig sind sie das nicht. Das erscheint widersprüchlich. Wir wollen gesund bleiben, alt werden, einen gut gebauten Körper haben – aber wir essen morgens die süßen Cornflakes, trinken später einen halben Liter Cola und können uns abends nicht zum Sport aufraffen. Hin und wieder packt uns die Motivation und wir starten eine Diät. Doch obwohl wir unsere Ziele vor Augen haben, verläuft auch diese Diät wieder im Sande. Was scheinbar nicht zusammenpasst, ist leicht erklärt: Wir stecken in unseren schlechten Gewohnheiten fest. Es ist leichter, diesen Gewohnheiten weiter nachzugehen, als plötzlich alles anders zu machen.

Gewohnheiten müssen allerdings nicht gegen uns arbeiten. Wir können sie für unsere Zwecke einsetzen. Dafür sind sie schließlich da. Sie sollen uns das Leben erleichtern. Das erreichen wir, indem wir schlechte Gewohnheiten durch bessere ersetzen. Für den Start benötigst du den Schuss Motivation, den du ohnehin hast, wenn du eine Diät oder ein neues Sportprogramm startest. Aber um dranzubleiben, brauchst du neue Gewohnheiten.

Die Macht der Widerstände

Das klingt ganz einfach, doch das ist es nicht. Sonst bräuchten wir kein Buch zu dem Thema. Warum ist es so schwer, von einer schlechten Gewohnheit zu einer besseren Gewohnheit zu wechseln? Die Antwort lautet kurz und knapp: Widerstände!

Für jede Handlung gibt es Widerstände, die uns davon abhalten, sie auszuführen. Bei schlechten Gewohnheiten sind die Widerstände üblicherweise gering. Angenommen, ich hätte die Angewohnheit, jeden Tag eine Flasche Cola zu trinken. Es ist für mich kein Problem, diese Gewohnheit aufrechtzuerhalten. Cola ist ein vergleichsweise billiges Lebensmittel (geringer Widerstand). Es ist überall verfügbar: im Supermarkt, am Kiosk um die Ecke, im Spätshop, beim Bäcker, in Getränkeautomaten an Bahnhöfen, in Restaurants (geringer Widerstand). Es scheint, als tränken alle Menschen jederzeit Cola. Ich verspüre folglich keinen sozialen Druck, die Finger davon zu lassen (geringer Widerstand). Wenn ich mir das Zeug auch noch flaschenweise in den Kühlschrank lege, habe ich selbst dafür gesorgt, den Widerstand auf ein Minimum zu senken, denn dieses Getränk liegt nun gut gekühlt jederzeit in meiner Nähe. Vom Sofa bis zur Flasche brauche ich fünf Sekunden (geringer Widerstand). Bei der zuckerhaltigen Cola kommt erschwerend hinzu, dass sie vielen Menschen weltweit verdammt gut schmeckt. Egal, wohin das Unternehmen seine süße Brause ausliefert, sie ist ein großer Erfolg. Sie schmeckt so gut, dass wir von einer Art Sucht sprechen können (der Sucht nach Zucker): Adieu, Gesundheit!

Es erfordert einige Willenskraft, von solchen Produkten die Finger zu lassen. Oft mag das sogar noch funktionieren, die meisten von uns können diesen Willen aufbringen. Doch wenn wir gleichzeitig anderen Verlockungen entsagen wollen, summiert sich die notwendige Willenskraft schnell auf ein hohes Niveau und wir werden schwach. Denn unser Wille ist begrenzt.

Sind wir dem Cola-Konsum also hilflos ausgeliefert? Nicht unbedingt! Wenn der Widerstand zu gering ist, um eine schlechte Gewohnheit bleiben zu lassen, dann müssen wir ihn erhöhen. Bei der Cola bedeutet das, sie nicht im eigenen Haushalt aufzubewahren. Es ist leichter, keine Cola zu kaufen, als keine Cola zu trinken, die schon im Kühlschrank liegt. Wenn wir unterwegs sind, könnten wir immer eine Flasche Wasser dabeihaben. Sobald der Durst kommt, greifen wir eher zu dem Wasser, dessen Gewicht wir mit uns herumschleppen, als extra eine Cola zu kaufen. Darüber hinaus müssen wir kreativer werden, um den Widerstand weiter zu erhöhen: Wir könnten uns sozialen Druck aufladen, indem wir gegenüber unserer Familie und Freunden verkünden, dass wir ab sofort für die nächsten x Wochen keine Cola mehr trinken werden. Dieses Versprechen zu brechen ist ein großer Widerstand. Wir könnten uns auch darüber informieren, wie ungesund Cola ist und mit welchen Folgeschäden an unserem Körper wir zu rechnen haben. Wenn wir dann das nächste Mal darüber nachdenken, eine Cola zu trinken, meldet sich garantiert unser schlechtes Gewissen (hoher Widerstand).

Wie sieht es auf der anderen Seite mit guten Gewohnheiten aus, die wir uns antrainieren möchten? Auch für solche Handlungen gibt es Widerstände. Sie sind anfangs meist hoch. Deshalb fällt es uns nicht leicht, die neue Handlung als Gewohnheit zu etablieren. Anstatt der Cola beschließen wir, ab sofort nur noch Wasser zu trinken. Eine vermeintlich leicht umsetzbare Aufgabe, die den meisten Menschen jedoch schwerfällt. Ab sofort nur noch Wasser? Für immer? Das klingt ganz schön definitiv. Diese Aussicht ist ein hoher Widerstand! Wasser ist zwar billiger und noch besser verfügbar als Cola – zumindest wenn man es aus der Leitung trinkt, doch vielleicht glaubst du, Leitungswasser sei ungesund (hoher Widerstand). Dann müsstest du Wasser in Flaschen kaufen und den gleichen Aufwand betreiben wie für den Kauf der Cola. Für diesen Aufwand und den ungefähr gleichen Preis bekommst du »nur« Wasser anstatt eines ausgetüftelten Produkts, also gefühlt weniger (hoher Widerstand). Wasser schmeckt im Vergleich zu Cola außerdem ziemlich langweilig (hoher Widerstand).

Nachdem wir diese Widerstände identifiziert haben, können wir versuchen, sie zu verringern: Anstatt uns vorzunehmen, für den Rest unseres Lebens Wasser zu trinken, könnten wir mit nur 30 Tagen beginnen. Und anstatt auch auf alles andere zu verzichten, können wir uns konkrete Ausnahmen erlauben. Wir könnten uns über die Qualität von Leitungswasser informieren und herausfinden, dass es das am strengsten kontrollierte Lebensmittel in Deutschland ist. Dadurch wird uns die Angst genommen, aus der Leitung zu trinken. Dann ist es plötzlich jederzeit verfügbar und unschlagbar billig. Auch gegen den langweiligen Geschmack können wir etwas tun, indem wir eine Scheibe Zitrone und ein paar Blätter Minze hinzugeben. Somit sinkt der Widerstand erheblich. Mehr zum Thema Wasser erfährst du in Kapitel 3 im Abschnitt »Besser trinken«.

Du siehst, Widerstände üben eine große Macht auf uns aus. Sie halten uns in schlechten Gewohnheiten gefangen. Zum Teil werden die Widerstände von der Industrie regelrecht gefüttert, indem sie mehr und mehr billige, immer verfügbare und süchtig machende Produkte auf den Markt bringt und ansprechend bewirbt. Teilweise sorgen wir selbst dafür, indem wir ungesunde Lebensmittel einkaufen und somit zu Hause vorrätig haben. Die Widerstände gegen gute Gewohnheiten sind hingegen oft so hoch, dass wir eine neue Handlung nicht beibehalten, sobald die erste Motivation nachlässt. In der Regel erkennen wir dies nicht einmal sofort. Aber erst wenn uns bewusst wird, wo uns Widerstände begegnen, können wir gegen sie vorgehen.

Bevor du eine neue Gewohnheit beginnst, solltest du die zu erwartenden Widerstände analysieren und minimieren. Wenn du dich nicht dazu durchringen kannst, mit einer neuen Gewohnheit zu starten, dann sind die Widerstände noch zu hoch. Anzufangen ist aber das Wichtigste! Es ist der erste Schritt zur neuen Gewohnheit. Reduziere die Widerstände so weit, bis du dich zum Anfangen überwinden kannst! Wenn du dir nicht gleich 30 Tage vornehmen möchtest, dann beginne mit einem. Wenn der vorbei ist, nimmst du dir noch einen zweiten vor. Der Anfang ist geschafft.

So wirst du zum Dranbleiber

Wenn du angefangen hast, kannst du dich selbst beglückwünschen. So weit kommen viele Menschen erst gar nicht. Nun geht es darum, aus der einmaligen Handlung eine neue Gewohnheit werden zu lassen. Jetzt ist deine Ausdauer gefragt, denn eine Gewohnheit kannst du leider nicht in wenigen Tagen etablieren. Unser Gehirn braucht Zeit, bis die einzelnen Schritte zu Selbstverständlichkeiten werden. Häufig ist dabei von 30 Tagen die Rede. Manchmal auch nur von 20 Tagen, andere sprechen von 60 Tagen. Dazu können wir aus Erfahrung sagen: Es kommt darauf an! Und zwar darauf, wie leicht uns eine neue Gewohnheit fällt. Veränderungen, die auch unsere Familie und Freunde schon umgesetzt haben, greifen wir leichter auf als Handlungen, die stark von unseren bisherigen Gewohnheiten abweichen oder die von unserem Umfeld nicht unterstützt werden. Für einfache neue Gewohnheiten benötigen wir etwa zwei Wochen, um sie in unseren Alltag zu integrieren und nicht mehr darüber nachzudenken. Für andere brauchen wir zwei Monate oder noch länger. In dieser Zeit müssen wir uns jeden Tag daran erinnern und etwas Überwindung aufbringen. Es gibt also nicht die eine allgemeingültige Zeit, nur die Sicherheit, dass es, wenn man wirklich dranbleibt, irgendwann klappen wird.

Gib dir also mindestens 30 Tage, wenn du dir eine neue Gewohnheit antrainieren möchtest. Fange aber nicht mit allen

Vorhaben gleichzeitig an. In diesem Buch wirst du viele Ideen für neue gesunde Gewohnheiten erhalten. Wenn du alle diese sofort ab heute umsetzen möchtest, wird dir am Ende keine davon gelingen. Erstelle besser eine Liste mit Gewohnheiten, die du auf jeden Fall etablieren möchtest. Dann ordne sie nach Wichtigkeit für dich persönlich – und beginne mit deiner Nummer 1. Ziehe diese für 30 Tage durch. Falls sie dir sehr leichtfällt, kannst du auch noch eine zweite hinzufügen.

Ändere deine Denkgewohnheiten

Gesunde Gewohnheiten anzunehmen heißt auch, dein Denken anzupassen. Bei Diäten wird genau dieser Punkt vernachlässigt, daher sind sie langfristig nicht von Erfolg gekrönt. Da verzichten wir auf irgendetwas: auf Süßigkeiten, Cola, Kohlenhydrate oder einfach auf Energie in Form von Kalorien. Das halten wir eine Weile durch. Wenn es gut läuft, so lange, bis wir unser Idealgewicht erreicht haben. Aber dann geht der Spaß wieder von vorne los, nun erlauben wir uns die vorenthaltenen Lebensmittel plötzlich wieder. Zuerst wenige und dann immer mehr. Ehe wir uns versehen, haben wir die verlorenen Pfunde wieder drauf. Solche Diäten, die allein auf Reduktion basieren, funktionieren nicht, denn bei einer Ernährungsumstellung muss auch dein Kopf mitmachen!

Das heißt, in erster Linie solltest du dir klar werden, warum du diese Veränderung überhaupt möchtest. Willst du dich vegan ernähren, weil dein Partner das möchte? Willst du dich gesünder ernähren, weil du schlanker sein möchtest? In beiden Fällen wird dein Vorhaben nur schwerlich funktionieren. Wenn du nicht vom Sinn des Veganismus überzeugt bist, wirst du ihn nie verstehen. Wenn du dich nur gesünder ernährst, um abzunehmen, wirst du spätestens dann in alte Muster verfallen, wenn du schlank bist (und dann wieder langsam zunehmen).

Um eine Gewohnheit zu etablieren, musst du davon überzeugt sein, dass diese Gewohnheit richtig für dich ist. Und zwar so richtig, dass du übermorgen nicht schon wieder anderer Meinung sein wirst. So richtig, dass du überzeugt bist, sie auch noch in einem Jahr oder in zehn Jahren aufrechtzuerhalten. Überlege dir genau, warum du etwas ändern möchtest. Was hast du langfristig davon? Wenn dir nichts einfällt, dann suche nach anderen Gewohnheiten, die dir sinnvoller und nachhaltiger erscheinen.

Es ist nicht leicht, von heute auf morgen von etwas überzeugt zu sein, das du jahrzehntelang anders gemacht hast. Deine Denkgewohnheiten anzupassen ist ein längerer Prozess. Denke dabei nicht nur an eine einzige Gewohnheit, sondern denke größer. Um beim Beispiel der Cola zu bleiben: Anstatt dich auf dieses eine Getränk zu konzentrieren und dich davon zu überzeugen, dass es schädlich für deine Gesundheit ist, solltest du dich umfassender darüber informieren, was es heißt, sich gesund zu ernähren. Lies ein paar Bücher (dieses hier ist ein guter Anfang). Sie werden dich tiefer in die Materie hineinziehen, sodass du irgendwann gut über echte Lebensmittel und über Zucker, Fett oder unseren Stoffwechsel Bescheid weißt. Umgib dich mit Leuten, die sich mit den gleichen Themen beschäftigen. Gemeinsam könnt ihr einen neuen Standpunkt erarbeiten. Indem du dieses Wissen aufsaugst, änderst du mit der Zeit deine Denkweise. Während du heute vielleicht noch sagst: »Ich brauche meine Schokolade/meine Zigaretten/meinen Kaffee«, wirst du bald erkennen, dass du diese Dinge nicht *brauchst*. Es fühlt sich nur so an, weil du es gewohnt bist, aber deine Gewohnheiten kannst du bekanntlich ändern. Dein neues Denken wird dir helfen, auch dann durchzuhalten, wenn deine Motivation mal am Boden liegt.

Triff eine Vereinbarung mit dir selbst

Ein kleiner, aber effizienter Trick: Triff eine Vereinbarung mit dir selbst. In dieser verpflichtest du dich, deiner neuen Gewohnheit konsequent nachzugehen – für mindestens 30 Tage. So albern das klingt, aber triff diese Vereinbarung schriftlich. Setze einen kleinen Vertrag mit dir selbst auf und hefte ihn an einen Ort, wo du ihn jeden Tag siehst. Eine Vereinbarung am Kühlschrank ist eine gute Erinnerung.

Platziere Erinnerungen in deiner Umgebung

Solche Erinnerungen sind ohnehin sehr nützlich. Du kannst dir mehrere Notizzettel überall in die Wohnung kleben. Oder schicke dir Erinnerungen aufs Handy. Es gibt sogar Apps, die dich an deine Gewohnheiten erinnern (zum Beispiel »Strides« oder »Way of Life«). Es mag dir überflüssig vorkommen. Doch diese kleinen Erinnerungen werden dir durch schwierige Phasen helfen. Wenn du ständig an deine Verpflichtung erinnert wirst, kann dein Gehirn sich kaum noch Ausreden zurechtlegen.

Nimm dein Umfeld mit

Unser Umfeld prägt unsere Gewohnheiten. Wenn wir von Menschen umgeben sind, die sich ungesund ernähren, werden auch wir uns ungesund ernähren. Die Personen, die uns am nächsten stehen, haben dabei den größten Einfluss auf uns, wir übernehmen ihre Gewohnheiten. Denn auch das ist eine Abkürzung des Gehirns: beobachten und nachmachen.

Auch wenn du niemanden bekehren sollst (und kannst), weihe deine Mitmenschen in deine Pläne ein. Zum einen können sie dich dann unterstützen, anstatt dir den Schokoriegel unter die Nase zu halten, zum anderen sorgt das für sozialen Druck. Was du gegenüber deinen Freunden ankündigst, möchtest du einhalten.

Etwas leichter wird es, wenn du auf deinem Weg zu neuen Gewohnheiten deinen Partner bzw. deine Familie mitnehmen kannst. Versuche, niemandem etwas aufzuzwingen! Das funktioniert sowieso nicht. Aber wenn du dein neues Wissen mit deiner Familie teilst, werden sie deine neuen Gewohnheiten vielleicht auch ausprobieren. Und das wird dir selbst helfen dranzubleiben.

In der Praxis wird es eventuell schwieriger werden, als es jetzt klingt. Es wird Menschen in deinem Umfeld geben, die an ihren alten Gewohnheiten festhalten und dich nicht darin unterstützen, gesünder zu leben. Deinen Wunsch zur Veränderung interpretieren andere Menschen schnell so, dass du mit ihrer Lebensweise nicht einverstanden bist. Das hört niemand gern. Erkläre ihnen daher genau, dass es dir nur um dich selbst geht. Und so hart es klingt, wenn ihr euch nicht einig werdet, musst du dich vielleicht sogar aus solch einem Umfeld zurückziehen. Zumindest solange deine Gewohnheiten noch nicht gefestigt sind und du zu Rückfällen neigst.

Du brauchst einen Plan

Neue Gewohnheiten brauchen Vorbereitung. Je komplexer die Gewohnheit, desto überlegter musst du an sie herangehen. Noch bevor du beginnst, deine neue Gewohnheit in die Tat umzusetzen, musst du dir aufschreiben, wie genau die Gewohnheit aussieht. Was brauchst du dafür? Wann, wo und wie häufig setzt du sie um? Plane möglichst konkret. Wenn du dir beispielsweise vornimmst, ab sofort jeden Tag mindestens eine Mahlzeit aus frischen Zutaten zu kochen, solltest du vorab wissen, was du kochen möchtest, welche Ausstattung du dafür in der Küche benötigst, welche Lebensmittel du einkaufen musst. Du brauchst für den Anfang konkrete Rezepte und musst dir jeden Tag die Zeit zum

Kochen freihalten. Analysiere alle Widerstände, die dieser Gewohnheit in die Quere kommen könnten, und überlege dir, wie du sie verringerst.

Das solltest du nicht unterschätzen. Eine Gewohnheit umsetzen zu wollen, aber nicht zu wissen, was genau zu tun ist, ist ein riesiger Widerstand. Einer, den du nicht überwinden wirst. Erst wenn du dir eine konkrete Handlungsanweisung geschrieben hast, kannst du mit der Umsetzung beginnen, ohne dass dich deine Unwissenheit immer wieder ausbremst.

Dein Plan muss nicht in Stein gemeißelt sein. Wenn es später nicht so läuft, wie du dir das vorgestellt hast, kannst du ihn jederzeit anpassen. Häufig nehmen wir uns sehr anspruchsvolle Ziele vor. Wenn wir die nicht erreichen, sind wir demotiviert und geben manchmal ganz auf. Deshalb ist es sinnvoller, den Anspruch an uns selbst realistisch einzuschätzen. Vielleicht hast du dir vorgenommen, jeden Tag einmal frisch zu kochen, aber schaffst es einfach nicht. Anstatt es ganz bleiben zu lassen, koche nur noch alle zwei Tage frisch – dafür kochst du etwas mehr, sodass du zwei Tage lang davon essen kannst. Das Ergebnis ist das gleiche: Du kannst etwas essen, das gesund ist, gut schmeckt und du selbst zubereitet hast. Allerdings hast du den Aufwand und Anspruch an dich halbiert.

Erstelle klare Regeln

Es ist leichter, konsequent zu sein, als nur »ein bisschen darauf zu achten«. Vegetarisch zu leben ist leichter, als manchmal auf Fleisch zu verzichten. Keine Cola zu trinken ist leichter, als hin und wieder Cola zu trinken. Egal, welche Gewohnheiten du dir antrainierst, praktiziere sie konsequent. Wenn dich dieser 100-Prozent-Ansatz jedoch abschreckt, gibt es auch dafür eine Lösung. Definiere ganz genau, was du dir erlaubst und was nicht. Erlaubst du dir ein Glas Cola in der Woche? In Ordnung. Das ist eine unmissverständliche Regel. So kannst du dich selbst an deinem Erfolg messen.

Mach deine Fortschritte messbar

Dokumentiere deine neuen Gewohnheiten. Einfache Gewohnheiten kannst du dir in einen Kalender oder in eine Checkliste eintragen. Dort hakst du jeden erfolgreichen Tag ab. Du wirst dich jeden Abend darauf freuen, dein Häkchen setzen zu können. Und wenn du eine lange Reihe von erfolgreichen Tagen geschafft hast, wird das tägliche Häkchen zu einer großen Motivation für dich werden, auch in schweren Momenten stark zu bleiben.

Handelt es sich um Gewohnheiten, bei denen du Fortschritte verzeichnest, solltest du auch diese notieren. So kannst du jederzeit nachschauen, bei welchem Stand du begonnen hast und wo du heute stehst. Diese Veränderung motiviert! Wenn du dich insgesamt gesünder ernährst, kannst du zum Beispiel ein Ernährungstagebuch führen. Aus diesem geht einerseits hervor, wie sich deine Ernährung im Lauf der Zeit verändert hat. Andererseits bedeutet dieses Buch, dass du deine Sünden aufschreiben musst. Die Aussicht darauf wird dich in der einen oder anderen Situation davor bewahren, diese Sünden überhaupt zu begehen.

Eine Checkliste kannst du hier herunterladen: www.healthy habits.de/checkliste-buch

Definiere einen Auslösereiz

Gewohnheiten laufen stets nach dem gleichen Schema ab: Sie beginnen mit einem Auslöser. Dann folgt die Routine und am Ende steht eine Belohnung. Zu dieser kommen wir gleich. Lass uns zunächst über den Auslöser reden.

Jede Gewohnheit beginnt mit einem Auslösereiz. Das heißt, wenn Situation X (der Auslöser) eintritt, dann beginnt Routine Y (die Gewohnheit). Wenn du auf deinem täglichen Heimweg beim Bäcker vorbeikommst und noch eine Streuselschnecke kaufst, ist das Erreichen des Bäckers der Auslöser dieser Gewohnheit. Bei schlechten Gewohnheiten wie dieser solltest du versuchen, den Auslöser zu vermeiden. In diesem Fall würde es helfen, wenn du einen anderen Heimweg wählst. Der ist vielleicht ein bisschen weiter (Bewegung schadet nicht), dafür kommst du nicht beim Bäcker vorbei. Dieser kleine Umweg kostet dich weniger Überwindung, als beim Bäcker die Streuselschnecke nicht zu kaufen. Wenn du dir das Rauchen abgewöhnen möchtest, dann solltest du dich nicht mit Menschen umgeben, die rauchen, denn deren Anblick und der Geruch ihrer Zigaretten sind ein Auslösereiz.

Nicht immer lässt sich der Auslöser vermeiden. Neigst du beispielsweise dazu, nach einer Mahlzeit zum Kühlschrank zu gehen und noch ein Dessert zu essen, dann ist der Auslöser das Beenden deiner Hauptmahlzeit. Auf den kannst du schlecht verzichten. In diesem Fall solltest du den Auslöser beibehalten, aber die Gewohnheit umdefinieren. Anstatt zum Kühlschrank zu gehen, isst du lieber ein Stück Obst. Oder du stehst auf und wäschst deinen Teller ab. Dabei hilft es natürlich, wenn sich im Kühlschrank erst gar kein Dessert befindet.

Es gibt Auslöser für gute und schlechte Gewohnheiten. Dir eine gute Gewohnheit anzutrainieren ist leichter, wenn es auch für sie einen immer wiederkehrenden Auslöser gibt. Angenommen, du möchtest jeden Tag ein Glas Wasser mit Zitrone trinken, dann könntest du das sofort nach dem Aufstehen machen. Aufstehen ist dein Auslöser. Oder du trinkst das Glas zum Frühstück (das ist dein Auslöser). Du könntest auch noch andere Gewohnheiten in deiner Morgenroutine unterbringen. Vielleicht möchtest du jeden Tag ein Stück Obst essen, in einem Buch lesen und meditieren? Der Abschluss einer Gewohnheit könnte zum Auslöser für die nächste werden.

Egal, welche Gewohnheiten du dir an- oder abtrainieren möchtest oder wann du das machst: Das Schema ist immer das gleiche. Für gute Gewohnheiten solltest du dir einen wiederkehrenden Auslöser definieren, so weißt du: Wenn X passiert, dann mache ich Y. Auf der anderen Seite solltest du Auslösereize für schlechte Gewohnheiten möglichst vermeiden. Kannst du sie nicht vermeiden, so ersetze die schlechte Gewohnheit durch eine gute.

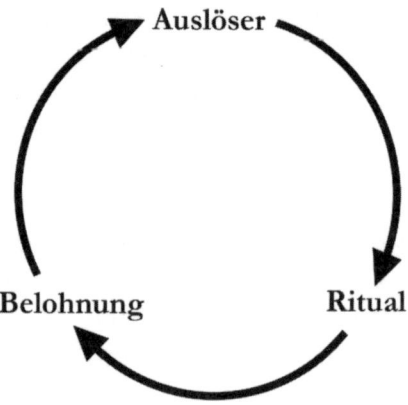

Belohne dich mit deiner Gewohnheit

Wir hatten es schon erwähnt: Am Ende einer Routine muss eine Belohnung stehen. Das können externe Belohnungen sein, die mit der Gewohnheit nichts zu tun haben: Hast du es zum Beispiel geschafft, eine Woche lang auf Cola zu verzichten, könntest du dich ganz bewusst damit belohnen, eine Stunde deine Lieblingsserie zu schauen (oder was auch immer dich glücklich macht – es sollte jedoch keine Cola sein!). Allerdings suggerieren diese externen Belohnungen, dass die Gewohnheit eine Qual ist. Noch besser wäre daher eine interne Belohnung. Das heißt, die Belohnung steckt schon in der Gewohnheit. Deine Aufgabe besteht darin, die neue Gewohnheit so zu gestalten, dass sie für dich jederzeit erstrebenswert ist. Grundsätzlich sind das gute Gewohnheiten sowieso (warum würdest du sie sonst machen?), doch das positive Ergebnis liegt häufig erst weit in der Zukunft, sodass es schwierig ist, dich hier und jetzt zu überwinden. Du könntest dich zwar von Knäckebrot und Wasser ernähren und darauf hoffen, irgendwann abzunehmen oder gesünder zu sein, doch du solltest dich sofort belohnen, um an einer Gewohnheit dranzubleiben. Daher musst du sie in die Belohnung einbauen. Gesunde Ernährung sollte folglich gut schmecken. Sie sollte ein Genuss sein. Das ist die Belohnung dafür, dass du gesunde Lebensmittel einkaufst und sie zubereitest.

Wenn du dir angewöhnst, hauptsächlich Wasser zu trinken und auf zuckrige Getränke zu verzichten, mag das Wasser zunächst langweilig schmecken und nicht nach einer Belohnung klingen. Aber du kannst es schmackhafter machen, indem du Limette, Minze oder Ingwer hinzufügst. Schon ist es ein Getränk, das nicht nur deinen Durst stillt, sondern dich auch belohnt.

Gestalte deine Gewohnheiten immer so, dass sie eine kleine Belohnung enthalten. So kannst du sie langfristig durchhalten.

Du siehst, Gewohnheiten folgen einem Schema, das immer wieder auftaucht. Es ist wichtig, dieses zu verstehen. Das erhöht deine Erfolgschancen. Wenn du allerdings noch nicht alles abgespeichert hast: nicht verzagen! Im Verlauf dieses Buchs gehen wir auf viele Gewohnheiten ein, die wir für richtig (oder falsch) halten, und geben dir konkrete Tipps, wie du sie in deinen Alltag integrieren (oder sie eliminieren) kannst.

Ernährung als Lifestyle

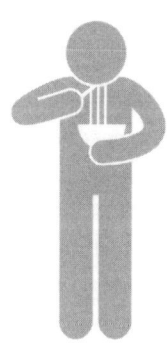

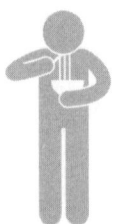

Wie unser Lifestyle ins Ernährungsdilemma führt

Kaum jemand in Deutschland muss sich heute noch Gedanken darüber machen, wie er morgen eine Mahlzeit für sich und seine Familie auf den Tisch bekommt. Es gibt Lebensmittel im Überfluss. Die moderne Gesellschaft produziert mehr Nahrung, als sie konsumieren kann. Gemessen an unserem Einkommen, sind Lebensmittel so billig wie sonst kaum irgendwo auf der Welt. Selbst der ärmste Teil der Bevölkerung wird versorgt.

Trotzdem stecken wir in einem Ernährungsdilemma. Seit sichergestellt ist, dass wir unsere nächste Mahlzeit im Supermarkt um die Ecke, im Fast-Food-Restaurant oder an der nächsten Tankstelle bekommen können, ernährt sich ein Großteil von uns immer schlechter: Wir essen billig, eintönig und unkultiviert. Informiert sind wir auch nicht. Immer weniger Menschen wissen, wie Lebensmittel angebaut und zubereitet werden.

Das wäre alles noch zu ertragen, wenn nicht immer mehr Menschen an den Folgen dieser Ernährungsweise leiden würden. In Deutschland waren 2013 52 Prozent der erwachsenen Einwohner übergewichtig.[2] Jeder vierte Erwachsene gilt als fettleibig.[3] Übergewicht ist nicht nur gesellschaftlich stigmatisiert, sondern der Vorbote zahlreicher Krankheiten. Vier der zehn häufigsten Todesursachen stehen in enger Verbindung mit unserer Ernährung: Herzerkrankungen, Diabetes, Krebs und Schlaganfall.[4] Typische Krankheiten, die in allen zivilisierten Ländern immer häufiger auftreten. Auch Schwellenländer, die unsere Ernährung adaptieren, sind von ihnen betroffen. Diese Zivilisationskrankheiten haben eine gemeinsame Ursache: unsere Lebensweise.

Wir alle kennen diese Probleme. Sie müssten uns Angst einjagen, und das tun sie auch. Mehr denn je wollen sich Menschen gesünder ernähren. Aber weniger denn je schaffen es. Zwar wirkt diese Entwicklung Furcht einflößend, doch offenbar bewegt sie uns nicht dazu, etwas zu ändern. Patrick kennt diese scheinbar absurde Situation. Die meiste Zeit seines Lebens war er schwer übergewichtig. Seit seinem 16. Lebensjahr nahm er Tabletten gegen Bluthochdruck und war deshalb Stammgast beim Hausarzt. Schlimmere Krankheiten wären nur eine Frage der Zeit gewesen. Dieses Damoklesschwert schwebte ständig über ihm und änderte dennoch nichts an seinem Verhalten.

Als Gesellschaft scheinen wir ratlos. Wir wissen nicht, wie wir mit der neuen Situation umgehen sollen. Ärzte und Ernährungsratgeber empfehlen, weniger zu essen. Übergewichtige Menschen sollen ihre Kalorienzufuhr reduzieren und auf diese oder jene Nährstoffe verzichten: weniger Fett, weniger Kohlenhydrate oder weniger von dem, was gerade verteufelt wird. Der Rest ist ihnen selbst überlassen. Entweder sie bringen die Willenskraft auf oder eben nicht.

Doch die Ermahnung, einfach weniger zu essen, verfehlt ihre Wirkung. Die Mehrheit der Übergewichtigen nimmt nicht dauerhaft signifikant ab. Die meisten von denen, die es doch schaffen, haben kurze Zeit später ihr Ausgangsgewicht zurück – oder haben noch mehr zugelegt. Schätzungen zufolge liegt die Rückfallquote bei etwa 95 Prozent. Keine einzige Diät funktioniert. Jedenfalls nicht so, wie wir heute das Wort »Diät« verstehen. Wir assoziieren es mit Verzicht. Verzicht auf Kalorien, auf Fleisch, auf Kohlenhydrate, auf Schokolade. Ein Leben, das sich um Verzicht dreht, setzt einen starken Willen voraus, und den haben wir nicht. Und zwar wir alle, nicht nur Übergewichtige. Die menschliche Willenskraft ist sehr begrenzt. Je mehr Dinge an unserem Willen zehren, desto schwerer fällt es uns, überhaupt irgendetwas durchzuhalten. Solange wir uns quälen müssen, ist unsere Ernährung nicht nachhaltig. Früher oder später werden wir in alte Gewohnheiten zurückfallen.

Doch es gibt eine Lösung für dieses Dilemma und sie liegt ebenfalls in dem Wort »Diät«. Ursprünglich stammt es aus dem Griechischen und bedeutet »Lebensweise«. Wollen wir uns gesünder ernähren, so müssen wir bei unserem Lifestyle ansetzen, denn drei Aspekte unserer modernen Lebensweise erschweren eine gesunde Ernährung:

1. WAS WIR ESSEN

Wir essen heute weniger echte Lebensmittel denn je. Stattdessen verzehren wir die Produkte der Nahrungsmittelindustrie. Sie sind vergleichsweise billig, überall verfügbar und unschlagbar bequem. Wir müssen sie nur aus ihrer Plastikverpackung auswickeln und fertig ist die Mahlzeit. Sie passen perfekt in unseren hektischen Alltag – und machen uns krank. Die Evolution hat uns auf vieles vorbereitet. Als Allesfresser können wir fast alles gewinnbringend verwerten – außer die Produkte, die in riesigen Fabriken für uns zusammengemischt werden.

2. WIE WIR ESSEN

Essen war früher eine Frage der Kultur. Es gab Rituale, die von einer Generation zur nächsten überliefert wurden. Das Essen wurde frisch zubereitet, wir hatten feste Zeiten für unsere Mahlzeiten, wir aßen zusammen mit der Familie, saßen an einem Tisch. Snacks zwischen den Mahlzeiten waren die Ausnahme. Das hat gut funktioniert. Heute ist davon nicht mehr viel übrig. Wir essen, während wir auf der Straße laufen oder im Auto fahren. Wir essen vor dem Fernseher und bei der Arbeit. Wir wärmen ein fertiges Produkt auf oder verzehren viele kleine Snacks, wenn wir für eine richtige Mahlzeit keine Zeit haben. Das alles ist Teil des Problems.

3. BEWEGUNG

Ernährung und Bewegung gehen Hand in Hand. Wir können sie nicht voneinander losgelöst betrachten. Wir müssen uns bewegen, um unseren Stoffwechsel zu unterstützen. So können wir die aufgenommene Energie sofort wieder verbrennen, anstatt sie in unseren Fettzellen zu speichern. Obendrein verkümmern unsere Muskeln, wenn wir sie nicht beanspruchen, wodurch der Körper wiederum weniger Energie benötigt. Mit weniger Muskeln müssten wir eigentlich weniger essen – tun es aber nicht.

Für unsere körperliche Gesundheit sind diese drei Aspekte problematisch. Deswegen haben wir ständig mit unserem Gewicht zu kämpfen und deswegen funktionieren Diäten nicht. Denn obwohl wir uns bei einer Diät in Verzicht üben, essen wir immer noch industriell verarbeitete Produkte, ändern nichts an unserer Esskultur und bewegt haben wir uns auch nicht. Es sind unsere täglichen Gewohnheiten, die uns von einer nachhaltig gesunden Ernährung abhalten. Was an unserem bisherigen Lifestyle so falsch ist, zeigen wir dir in den folgenden Abschnitten noch einmal genauer. Wir sind uns sicher, dass du deinen Alltag zumindest teilweise wiedererkennen wirst. Das ist gut, denn wenn dir deine schlechten Gewohnheiten bewusst werden, kannst du sie durch bessere ersetzen.

Doch bevor du mittendrin deprimiert das Buch zur Seite legst, nehmen wir eines schon mal vorweg: Es gibt gute Gründe, optimistisch zu sein. Denn du hast deinen Lifestyle (weitgehend) in der eigenen Hand. Mit Gewohnheiten, die dir nach einiger Übung in Fleisch und Blut übergehen, kannst du deine Ernährung und Bewegung dauerhaft so gestalten, dass du gesund bleibst (oder wieder gesund wirst). Dafür musst du nicht einmal Kalorien zählen, dich jeden Tag auf die Waage stellen oder dich ständig um deine Gesundheit sorgen. Sie ist die logische Folge einer besseren Lebensweise.

Lifestyle-Problem: Was wir essen

Wir essen das Falsche. – Doch was ist das Falsche? Kohlenhydrate? Zucker? Fett? Fleisch? Warum so kompliziert? Die Antwort ist einfacher: industriell verarbeitete Lebensmittel.

Wir essen heute immer weniger echte Lebensmittel, sondern stark verarbeitete Produkte. Diese waren ursprünglich einmal frische Lebensmittel – Kartoffeln, Karotten, Mais – und werden dann industriell derart verarbeitet, dass nicht mehr viel von ihnen übrig bleibt. Ein sogenanntes Convenience-Food-Produkt hat in der Regel zahlreiche Verarbeitungsschritte hinter sich, bis es fertig für den Markt ist. Dabei klaffen unsere Vorstellung vom Produktionsprozess und die tatsächliche Herstellung weit auseinander. Während wir uns (übertrieben gesprochen) einbilden, italienische Pizzabäcker würden liebevoll eine Pizza für Dr. Oetker belegen, ist es tatsächlich ein steriler Prozess, in den fast ausschließlich Maschinen involviert sind. Ein Prozess, der nichts mit dem zu tun hat, was wir in unserer eigenen Küche mit einem Lebensmittel anstellen würden.

Die Industrie produziert etwa 160 000 verschiedene Lebensmittelwaren.[5] Wir haben die Qual der Wahl und greifen nur noch zu, ohne die Lebensmittel und ihre Produktion zu hinterfragen. Schließlich gehört das zu den Selbstverständlichkeiten unseres Alltags. Diese Produkte liegen offen in den Supermarktregalen und jeden Tag legen Millionen Menschen sie in ihren

Einkaufskorb. Auf vielen Waren prangt sogar ein Bio-Siegel. Aber ist es nicht merkwürdig, dass wir die Gestaltung unseres Speiseplans zunehmend der Industrie überlassen? Unternehmen, deren wichtigstes Ziel es ist, Gewinne zu erzielen? Die Köche der Nation heißen schon lange nicht mehr Mutti oder Omi. Sie heißen nicht einmal Johann Lafer oder Tim Mälzer, sondern Unilever, Nestlé und Danone. Diese Unternehmen bestimmen, was wir essen. Spätestens wenn wir uns die Folgen unserer heutigen Ernährung – Übergewicht, Diabetes & Co. – vor Augen halten, müssen wir zumindest einmal darüber nachdenken, ob das Problem nicht auch in den Lebensmitteln steckt, die wir vorgesetzt bekommen.

Natürlich vertrauen die Menschen den Unternehmen nicht blind. Das wäre verrückt. Es gibt eine Ernährungswissenschaft, die eifrig forscht, um unsere Ernährung zu optimieren. Deren Erkenntnisse werden von der Politik aufgegriffen, welche die Rahmenbedingungen für die Industrie vorgibt. Allerdings weiß die Ernährungswissenschaft weniger, als sie zugibt. Sie stößt Trends an, die sich Jahrzehnte später als fatal herausstellen. Im 19. Jahrhundert waren es die Proteine, die sie verteufelten. Mitte des 20. Jahrhunderts war es das Fett.[4] Resultat dieser Wissenschaft war, dass westliche Bevölkerungen den Fettanteil in ihrer Ernährung reduzierten. Doch die Menschen wurden trotzdem dicker und die Zahl der Diabetes-Patienten nahm zu. Heute sind es die Kohlenhydrate, die als Dickmacher gelten. Alle paar Jahrzehnte wird eine neue Sau durchs Dorf getrieben.

Dabei tun Ernährungswissenschaftler durchaus das, was ihr Beruf für sie vorsieht: Sie analysieren Lebensmittel, indem sie sie auseinandernehmen und ihre Nährstoffe hinsichtlich ihrer Wirkung auf den menschlichen Körper bewerten. Das ist wissenschaftliche Arbeit und auf dieser basieren ihre Antworten auf die Ernährungskrise. Je nach Stand der Wissenschaft empfehlen sie, an Stellschrauben wie der Fett-, Protein-, Kohlenhydrat-

oder Vitaminzufuhr zu drehen, um die richtige Kombination aus Nährstoffen für eine rundum ausgewogene Ernährung zu finden. Demnach wäre ein Lebensmittel nicht mehr als die Summe seiner einzelnen Nährstoffe. Doch das ist falsch. Echte Lebensmittel sind komplexer. Wann immer wir als Menschen versuchen, sie zu imitieren oder auseinanderzunehmen und wieder zusammenzusetzen, kommt am Ende nicht das gleiche Lebensmittel heraus. Wir ignorieren die Wechselwirkungen und Prozesse, die im menschlichen Körper durch die Kombination der Nährstoffe in Lebensmitteln ausgelöst werden. Ihre Komplexität können wir nicht nachahmen. In unseren Körpern funktionieren echte Lebensmittel anders als vergleichbare Imitate.

Das wissenschaftliche Verständnis beeinflusst auch unsere Wahrnehmung von Ernährung. Anstatt in Lebensmitteln zu denken, denken wir nun ebenfalls in Nährstoffen. Wenn die Wissenschaft feststellt, dass Fett fett macht, dann ist das für uns so einleuchtend, dass wir es nicht infrage stellen. Wenn sie Jahrzehnte später empfiehlt, doch lieber weniger Kohlenhydrate zu essen, dann glauben wir auch das. Die Ernährungsexperten werden schon wissen, was sie tun. Wir verändern einfach unseren Nährstoffmix entsprechend, und alles wird gut. Doch auch andere Interessengruppen freuen sich über diese Entwicklung: Die Medien haben immer wieder etwas Neues zu schreiben, Ernährungsratgeber können den jeweils neuesten Trend empfehlen und die Industrie kann neue Produkte auf den Markt bringen und ihnen einfach die »richtigen« Nährstoffe hinzufügen. Die richtigen sind in diesem Fall jene, die gerade im Trend liegen. Denn die Industrie ist gern bereit, auf Kundenwünsche zu reagieren. Wenn der Kunde sich gesünder ernähren möchte, dann werden Produkte mit Zusatzstoffen oder Nährwerten versetzt, die es vermeintlich »gesund« erscheinen lassen. Durch cleveres Marketing verkauft sich das auch. Daher gibt es probiotische Joghurts mit »ActiRegularis Kultur« (was auch immer das ist), cholesterinsenkende Margarine, Eiweißbrot, fettarme Milch oder zuckerfreie Gummibärchen. So wird der Markt mit Fertigprodukten überschwemmt, die einen Zusatznutzen vortäuschen. Doch gesund sind sie nicht. Seit wir unser Essen vorwiegend aus verarbeiteten Produkten beziehen, werden wir immer dicker und kränker.

Warum Fertiggerichte problematisch sind

Du siehst, dass die Industrie gern Fertigprodukte verkaufen möchte. Das große Geld wird nämlich nicht mit echten Lebensmitteln verdient, die mehrere Probleme mit sich bringen: Sie sind schnell verderblich, schwerer zu transportieren, schlechter zu portionieren und man kann sie nicht durch Zusätze künstlich aufwerten. Das alles macht sie als Ware unrentabel. Fertiggerichte sind wesentlich profitabler. Hinzu kommt noch, dass fertige Produkte für den Kunden einen großen Mehrwert haben: Sie müssen nicht aufwendig zubereitet werden.

Okay, die Industrie möchte verarbeitete Produkte verkaufen. Aber können diese nicht trotzdem gesund sein? Immerhin werden sie vor dem Verkauf geprüft und offiziell zugelassen und jeder weiß, dass deutsches Recht sehr penibel ist (und EU-Recht auch). Ein Produkt im Supermarktregal ist also erst mal nicht unmittelbar schädlich für uns. Es bringt uns nicht sofort um. Doch ein *gesundes* Lebensmittel garantiert uns niemand. Das Problem liegt in der Natur der Sache. Selbst wenn die Unternehmen sich bemühen, gesunde Waren zu produzieren, können diese nie so gesund sein wie echte Lebensmittel. Denn bei der industriellen Verarbeitung werden den Lebensmitteln Nährstoffe entzogen. Je mehr Verarbeitungsschritte ein Produkt durchläuft, desto weniger Nährstoffe enthält es. Die Endprodukte sind schließlich nur deshalb länger haltbar, weil sie für Schädlinge weniger nahrhaft sind – und in der Folge für den Menschen natürlich auch! Verarbeitete Nahrungsmittel büßen an Nährstoffen ein – allerdings nicht an Kalorien. Das ist eine schlechte Kombination, denn nun sind sie weniger schmackhaft, sättigen uns weniger, haben aber den gleichen Energiegehalt! Wer viele fertige Produkte isst, ist einerseits überfüttert (viele Kalorien), aber gleichzeitig unterernährt (wenige Nährstoffe).

Produkte ohne Geschmack verkaufen sich allerdings nicht gut, daher muss die Industrie dies wieder kompensieren. Sie fügt vor allem drei Komponenten hinzu, die in nahezu jedem industriell gefertigten Essen enthalten sind und immer wieder zusammen auftreten: Fett, Zucker und Salz. Jedes Element für sich genommen schmeckt nicht besonders gut. Niemand würde pures Fett, blanken Zucker oder reines Salz essen. Doch treten zwei oder alle drei zusammen auf, sind sie eine unschlagbare Kombination. Denken wir beispielsweise an Eiscreme oder Schokolade, die im Wesentlichen aus Zucker und Fett bestehen, aber unfassbar gut schmecken. In der Natur gibt es übrigens keine Lebensmittel, die gleichzeitig einen hohen Zucker- und Fettgehalt haben. Echte Lebensmittel enthalten entweder das eine oder das andere. Zusammen treten sie nur in verarbeiteten Produkten auf und bilden ein Duo, das uns süchtig macht.

Aber wir sprechen nicht nur von Produkten, von denen jeder weiß, dass man sie nur in Maßen genießen sollte. Fett, Zucker oder Salz sind fast überall (mehr oder weniger versteckt) enthalten. 83 Prozent unseres Zuckerkonsums ergibt sich aus dem Genuss verarbeiteter Lebensmittel. Bei Salz ist es ähnlich: Nur 10 Prozent unseres Salzkonsums stammt aus dem Salzstreuer. Das restliche Salz versteckt sich in Fertigware. So täuschen diese fertigen Produkte unsere Sinne. Auf natürliche Weise sind wir eigentlich in der Lage zu beurteilen, ob ein Lebensmittel gut für uns ist. Das erkennen wir am Aussehen, Geruch und auch am Geschmack. Doch verarbeitete Lebensmittel setzen unsere Wahrnehmung außer Kraft bzw. täuschen sie, denn ihre Zusammensetzung wird künstlich manipuliert. Mit unseren Sinnen allein können wir nicht mehr entscheiden, ob ein Lebensmittel gesund für uns ist. Stattdessen verlassen wir uns auf Gesundheitsversprechen, die auf der Verpackung stehen.

An diesem Zustand sind wir zum Teil selbst schuld. Wir nehmen die verarbeiteten Gerichte dankend an. Sie sind billig, schmecken gut (wenn nur genug Zucker, Fett und Salz enthalten sind) und passen hervorragend zu unserem modernen Lifestyle, denn sie bereiten uns nur geringen Aufwand. Fertige Produkte sind so bequem, dass wir uns jederzeit Gerichte gönnen können, die sonst sehr aufwendig zu kochen wären. Wie häufig würden wir wohl Pommes frites essen, wenn wir sie selbst zubereiten müssten? Kartoffeln einkaufen, schälen, in Streifen schneiden und dann noch frittieren! Das ist viel Arbeit und eine große Sauerei. Doch als Fertigprodukt könnten sie kaum bequemer sein: aus der Tiefkühltruhe in den Ofen, warten, fertig. Diese unsere Bequemlichkeit und die damit verbundene mangelhafte Esskultur ist ein weiteres Lifestyle-Problem. Nicht nur *was* wir essen, beeinflusst unsere Gesundheit, sondern auch *wie* wir essen.

Lifestyle-Problem: Wie wir essen

Wir interessieren uns als Verbraucher immer weniger dafür, wie Nahrungsmittel angebaut und verarbeitet werden. Viele von uns können mit frischen Zutaten nicht mehr umgehen. Wir haben keine Zeit, keine Lust oder einfach keine Ahnung, wie man kocht. Kochen ist eine der großen kulturellen Errungenschaften, die die Menschheit hervorgebracht hat. Von Generation zu Generation wurden diese Kenntnisse überliefert. Auch das Essen selbst wurde ritualisiert, wie dem gemeinsamen Essen am Küchentisch. Man nahm sich Zeit für die Mahlzeit. Essen war mehr als die reine Aufnahme von Energie. Es bedeutete Genuss, Geselligkeit, vom Rest des Tages abzuschalten und sich auf das Essen zu konzentrieren. Auch heute besteht unsere Esskultur noch aus Ritualen. Aber diese haben sich verändert, und zwar nicht zu unserem Besten. Sie verändern sich sogar immer weiter, mit rasender Geschwindigkeit ändert sich unsere Esskultur – forciert von der Industrie und uns selbst.

Wir sind dem Essen gegenüber gleichgültig geworden. Das zeigt sich besonders darin, dass wir im Gehen essen oder beim Autofahren. Unsere Mahlzeiten bereiten wir nicht zu, sondern bestellen sie aus dem Auto heraus. Es muss schnell gehen, denn es gibt immer etwas Wichtigeres zu tun. Billig muss es auch sein, denn unser Geld geben wir lieber für materielle Dinge aus – die halten länger. Mit diesen Gewohnheiten spielen wir der Industrie direkt in die Hände, denn wenn wir etwas unterwegs verschlingen, handelt es sich in aller Regel um industriell verarbeitete Lebensmittel. Sie werden uns immer und überall zur Verfügung gestellt und wir greifen immer und überall zu. Weil es billig und bequem ist.

Symptome unserer Esskultur

○ Wir essen beim Autofahren. Wenn wir sowieso herumsitzen, können wir eine freie Hand auch gleich noch zum Essen verwenden. Besser kann man seine Zeit nicht nutzen, oder?

○ Wir steigen nicht einmal aus, um unser Essen zu kaufen. Wir lassen es uns gleich durch die Fensterscheibe reichen. Was ist bequemer, als einfach sitzen zu bleiben?

○ Wir essen im Gehen. Wir haben es eilig und wollen unsere freie Zeit effizient nutzen. Anstatt sie also nur mit Gehen zu vergeuden, nehmen wir schnell noch etwas Nahrung auf und holen ein Teilchen vom Bäcker oder vom Automaten.

○ Wir essen, während wir arbeiten. Unsere Arbeit ist offenbar so wichtig, dass wir nicht einmal zum Essen pausieren können. Es ist für uns bedeutender, noch diese eine E-Mail zu schreiben, anstatt in Ruhe zu essen.

○ Gönnen wir uns doch eine Mittagspause, gehen wir schnell in den Discounter und holen uns etwas für die Mikrowelle. Das ist einfach, billig und kostet uns nicht so viel Zeit.

○ Wir essen gleich aus der Verpackung. Viele Fertiggerichte müssen wir nicht einmal auspacken. Ganz bequem bedienen wir uns direkt aus der Plastikschale. Das spart uns den Abwasch.

○ Wir essen, während wir auf dem Handy herumspielen. Während wir unsere Nahrung verschlingen, könnten wir schließlich etwas bei Facebook oder eine wichtige Nachricht auf Spiegel Online verpassen.

Symptome unserer Esskultur

○ Wir essen vor dem Fernseher. Für viele ist es eine Gewohnheit, zu Snacks zu greifen, wenn sie fernsehen. Die beiden Dinge gehören für sie untrennbar zusammen.

○ Wir snacken uns durch den Tag. Anstatt ordentlicher Mahlzeiten zu festen Uhrzeiten essen wir immer wieder zwischendurch. Hier ein Fruchtjoghurt, da ein Müsliriegel, hin und wieder ein Gang zum Snackautomaten. Wir verlieren jedes Gefühl dafür, wie viel Energie wir über den Tag verteilt aufgenommen haben.

○ Wir essen genauso schnell, wie wir das Essen aufgewärmt haben. Wenn eine Mahlzeit nur zwei Minuten zur Zubereitung braucht, kann sie es nicht wert sein, 20 Minuten lang gegessen zu werden.

○ Essen muss billig sein. Wir kaufen bei Discountern, die sich in ihren Preisen für Milch, Fleisch & Co. gegenseitig unterbieten. Einem 3-zum-Preis-von-2-Angebot können wir nicht widerstehen – auch wenn wir nur eine Portion brauchen. Quantität ist wichtiger als Qualität.

○ Wir kaufen immer größere Verpackungen. Schließlich sind das die billigsten. Allerdings essen wir diese dann auch und damit mehr.

○ Wir holen schnell einen Teller und eine Gabel aus dem Schrank. Das muss reichen. Ein liebevoll gedeckter Tisch mit Dekoration, guter Musik und einem Glas Wein macht zu viel Arbeit.

○ Wir essen so lange, bis der Teller leer ist, anstatt nur so lange, bis wir satt sind. Und das, obwohl der letzte Bissen schon lange nicht mehr so gut schmeckt wie der erste.

○ In der Hälfte der deutschen Haushalte wird nie oder höchstens zweimal pro Woche gekocht.[5] Dabei ist das Wort »kochen« noch schwammig. Viele verstehen darunter das Aufwärmen eines Fertiggerichts oder die Zubereitung einer Tütensuppe.

Unsere moderne Esskultur lässt sich in drei Aussagen zusammenfassen:

1. ESSEN SOLL UNS KEINE ARBEIT MACHEN

Wir nehmen uns keine Zeit zum Einkaufen und zur Zubereitung. Nahrung soll einfach immer verfügbar sein, sodass wir genau dann essen können, wenn wir ein paar Minuten Zeit dafür haben. Keine Zeit und Arbeit investieren zu wollen, entwertet jedoch das Essen.

2. ESSEN SOLL BILLIG SEIN

Wir gehen dort einkaufen, wo wir die besten Deals bekommen. Größere Verpackungen, 3-für-2 – einfach die größtmögliche Quantität für kleines Geld. Dies führt dazu, dass wir zu viel essen, und zwar von dem billigsten Essen, was in der Regel das industriell verarbeitete ist.

3. WIR ESSEN UNACHTSAM

Die Nahrungsaufnahme soll uns bloß nicht von anderen Dingen abhalten, die eine größere Sogwirkung haben (Smartphones, Arbeit, TV). Für Genuss ist keine Zeit. Diese Unachtsamkeit führt dazu, dass wir zu viel essen, da wir nicht auf die Signale unseres Körpers achten. Kein Mensch merkt, ob er heute 200 Kalorien mehr gegessen hat als gestern. Mit so viel Unachtsamkeit erst recht nicht.

Wir, Jasmin und Patrick, erkennen uns selbst in den oben genannten Symptomen wieder. Früher trafen viele davon auf uns zu. Auch heute noch müssen wir uns wider besseren Wissens zu einigen Sünden schuldig bekennen. Wir essen manchmal vorm Computer, snacken vorm Fernseher, wollen uns nur etwas gönnen, das schnell geht, oder können bei einem Schnäppchen im Supermarkt nicht widerstehen. Vermutlich kommt auch dir einiges davon bekannt vor. Das ist kein Wunder, denn es sind Symptome unseres modernen Lifestyles. So leben wir heute.

Wie konnte es dazu kommen?

Essen ist nur noch eine Zufuhr von Nahrung. Eine Unbequemlichkeit, die jeden Tag mehrmals ausgeführt werden muss. Das Drumherum wird ausgeblendet. Was sind überhaupt Lebensmittel? Wie wachsen sie? Wie sehen Nahrungsketten aus? Was ist qualitativ hochwertig und was nicht? Wie wird Fleisch produziert? Das interessiert uns alles wenig, wenn wir es nur mundfertig vorgesetzt bekommen.

In den letzten Jahrzehnten haben sich in unserer Gesellschaft viele Dinge geändert, die diesen neuen Lifestyle begünstigen. Familienstrukturen lösen sich zunehmend auf. Stattdessen gibt es immer mehr Singlehaushalte. Für diese lohnt es sich (gefühlt) nicht, nur für sich selbst zu kochen. Als noch eine ganze Familie versorgt werden musste, schien es sinnvoller, all die Zeit zu investieren. Vor allem junge Menschen – die nicht auch für andere sorgen müssen – ersetzen heute ganze Mahlzeiten durch Snacks. Damit einhergehend kennen sie sich immer weniger mit Lebensmitteln und deren Zubereitung aus. Woher auch? Sie haben es vielleicht nur unzureichend überliefert bekommen und später war es für sie nicht mehr notwendig – denn Essen ist heute immer und überall verfügbar. Warum sich da noch die Mühe machen, selbst einzukaufen, Rezepte zu suchen, zu kochen und den Tisch stilvoll zu decken?

Gleichzeitig leben wir heute in einer lauten Welt, die nach unserer Aufmerksamkeit verlangt. Unsere Jobs sind geistig anspruchsvoll. Wir werden mit Informationen überladen. Warum und wie sollten wir uns dann noch über so etwas Triviales wie Lebensmittel informieren? Das regeln andere für uns (die Industrie und Ernährungswissenschaftler). Unsere Mittagspausen sind kurz – auch, weil wir das so wollen, um früher nach Hause zu kommen – und die Arbeitswege oft lang. Wenn wir mal Freizeit haben, dann wird unsere Aufmerksamkeit durch andere Dinge beansprucht. Oft sind es Dinge, die uns im Moment wichtig erscheinen, die aber so gut wie keinen (positiven) Einfluss auf unser Leben haben: Fernsehen, Social Media, Computerspiele. Sie bieten uns kurzfristige Belohnungen, aber der langfristige Effekt ist gleich null. Die gleiche Zeit wäre viel besser in gutes Essen investiert.

Neue Möglichkeiten ergreifen

Wahrscheinlich ist das alles nicht neu für dich. Viele von uns wissen, was wir falsch machen. Immer mehr Menschen achten zunehmend auf Qualität beim Essen, biologischen Anbau, Regionalität und Tierschutz. Kochshows im Fernsehen sind beliebt wie nie. Die Buchläden sind gefüllt mit Koch- und Rezeptebüchern. Besseres Essen ist demnach im Kommen. Aber zwischen dem theoretischen Wissen und der praktischen Umsetzung liegt der Alltag.

Der Erfolg von Unternehmen wie »Kochhaus« spricht Bände. Dort können Menschen frische Lebensmittel einkaufen – passend zu wöchentlich angebotenen wechselnden Rezepten und fertig portioniert. Das ist zwar deutlich teurer, als die gleichen Lebensmittel im Supermarkt einzukaufen, aber es nimmt den Kunden viel Arbeit ab. Die im »Kochhaus« gekauften Lebensmittel müssen Kunden nur noch penibel nach Rezept kochen und zubereiten. Fertig ist das selbst gekochte Essen. Das zeigt, dass viele Menschen frisch kochen und sich gesund ernähren wollen. Sie stecken nur so tief in ihren schlechten Gewohnheiten fest, dass es besonderer Maßnahmen bedarf, sie dort herauszuholen. In diesem Fall präsentiert man ihnen die frischen Zutaten bequem portioniert, die Vorarbeit ist schon erledigt.

Um besser zu essen, müssen wir an unseren Gewohnheiten arbeiten. Wir müssen die schlechten Gewohnheiten ablegen und sie durch bessere ersetzen. Wenn wir uns die damit verbundene Mühe machen, wird das Essen in seiner Bedeutung automatisch steigen. Wer regelmäßig selbst kocht, kann nicht anders, als seine Mahlzeiten wieder richtig zu genießen und sich Zeit zu nehmen. Derjenige wird auch ein Gefühl dafür bekommen, was gesund für ihn ist und was nicht.

Doch *wie* wir essen, müssen wir genauso ändern. Ein großer Teil dessen, was wir essen, wird dadurch bestimmt, wie wir es essen. Wer im Auto oder vor dem Fernseher snackt, isst eher ein industriell verarbeitetes Produkt als eine selbst gemachte Mahlzeit.

Das Wie in unserer Ernährung muss sich verbessern. Nur mit gesünderen Gewohnheiten wird es uns gelingen, gesunde Nahrung aufzunehmen. Gesund zu essen ist unser Ziel. Und zwar so, dass es eine Selbstverständlichkeit ist.

Lifestyle-Problem: Zu wenig Bewegung

Unsere Lebensweise wirkt sich nicht nur negativ auf unsere Ernährung aus. Auch körperliche Bewegung wird in der modernen Welt nicht unterstützt. Zwei Drittel der Deutschen bewegen sich maximal eine Stunde am Tag – einschließlich jedes Gangs zur Toilette.[6] Das heißt, wir sitzen oder liegen jeden Tag 23 Stunden! Wir kommen heute auch gut durchs Leben, ohne uns körperlich zu verausgaben. Es wird uns immer leichter gemacht: Um jede noch so kleine Bewegung zu vermeiden, wurden Fernbedienungen, Aufzüge, Schuhanzieher oder das Online-Shopping erfunden. Auch viele Jobs erfordern keinerlei Bewegung mehr, in modernen Berufen sitzen wir überwiegend am Computer und bewegen uns bestenfalls, um uns einen Kaffee zu holen.

Einige von uns versuchen, diesen Stillstand durch Sport auszugleichen. Er ist die effizienteste Möglichkeit, in kurzer Zeit das nachzuholen, was wir den ganzen Tag über an Bewegung versäumen. Doch der Weg zum Sport ist gespickt mit Widerständen, und oft kann man sich auch einfach nicht aufraffen. Das ist allerdings auch nicht unbedingt notwendig, denn mehr Bewegung bei alltäglichen Handlungen ist der größere Hebel. Schon relativ wenig bewusste Bewegung – zum Beispiel jeden Tag 20 Minuten straffes Gehen – verringert das Risiko für die schon erwähnten

Zivilisationskrankheiten. Wenn wir dazu noch die Treppe nähmen anstatt des Aufzugs und kurze Strecken zu Fuß oder mit dem Fahrrad bewältigten anstatt mit dem Auto, wären viele von uns schon wesentlich besser dran, als sie es heute sind.

Wie Bewegung und Ernährung zusammenhängen

Bewegung ist in jeder Hinsicht wichtig für unseren Körper. Er ist darauf ausgelegt, bewegt zu werden. Sitzen wir nur herum, verlieren wir unsere Kondition, Kraft und Beweglichkeit. Durch Inaktivität schränken wir uns also selbst ein und werden krank.

Zusätzlich könnte uns Bewegung dabei helfen, die Ernährungskrise zu überwinden. Beides hängt eng miteinander zusammen. Ein Teil unseres Ernährungsproblems ist, dass wir *zu viel* essen. Wir nehmen einfach zu viel Energie in Form von Kalorien auf. Das liegt einerseits daran, *was* wir essen, denn einige Kalorien werden schlechter verbrannt als andere – die Energie von Zucker landet zum Beispiel eher in den Fettpolstern als in den Muskeln und Organen. Andererseits liegt es auch daran, *wie* wir essen, denn ständiges Snacken und große Portionen führen ebenfalls zu einer erhöhten Energieaufnahme. Egal, wo die Energie herkommt: Was wir aufnehmen, müssen wir auch wieder verbrennen. Und da kommt die Bewegung ins Spiel.

Unser Energieverbrauch setzt sich aus drei Teilen zusammen:

1. Grundumsatz
2. Bewegung im Alltag
3. Sport

Ein Teil der Energie wird durch Bewegung im Alltag und beim Sport verbrannt. Je mehr wir uns bewegen, desto reichlicher dürfen wir essen. Wir können es uns dann einfach leisten, mehr Energie aufzunehmen, da diese von unseren Muskeln gebraucht wird, anstatt in die Fettpolster zu wandern. Sport macht allerdings den geringsten Anteil unseres Energieverbrauchs aus. Bei einer halben Stunde Joggen in moderatem Tempo verbrennen wir etwa 350 Kalorien. Wenn wir das zweimal pro Woche machen, verbrauchen wir dadurch 700 Kalorien. An einem normalen Wochentag könnten wir demnach 100 Kalorien mehr konsumieren. Nicht schlecht! Auf der anderen Seite entspricht das aber gerade mal einem Glas Orangensaft. Übergewichtige Menschen müssten ihren Energieverbrauch jedoch deutlicher erhöhen, um abzunehmen.

Die Bewegung im Alltag hat schon eine größere Wirkung, auch wenn sie schwer zu beziffern ist. Zwar verausgaben wir uns bei ihr nicht so sehr wie beim Joggen, doch dafür bewegen wir uns *täglich*. Ob ich den ganzen Tag am Schreibtisch sitze oder eine gehende Tätigkeit ausübe, macht im Verbrauch einen Unterschied von mehreren Hundert Kalorien aus. Nun können wir nicht immer entscheiden, wie viel wir uns bei der Arbeit bewegen. Aber wir können das Drumherum beeinflussen: Fahren wir mit dem Auto oder mit dem Fahrrad zur Arbeit? Laufen wir wenigstens bis zum Bus? Nehmen wir die Treppe oder den Aufzug? Gehen wir zu Fuß zum Supermarkt oder fahren wir? Spazieren wir jeden Tag 30 Minuten durch den Park oder schauen wir fern? Das ist die tägliche Bewegung, die viel bewirken kann.

Doch der größte Hebel ist unser Grundumsatz. Das ist der Energieverbrauch, der auch dann stattfindet, wenn wir gar nichts machen. Unser Körper braucht schließlich Energie, um zu leben. Der Grundumsatz hängt von unserer Körpergröße ab, von unserem Geschlecht (Frauen verbrauchen weniger als Männer) und von unserem Alter (ältere Menschen verbrauchen weniger als jüngere). Eine ältere Dame hat demzufolge einen deutlich geringeren Grundumsatz als ein junger Mann. Wir haben jedoch die

Möglichkeit, unseren Grundumsatz zu steuern – über unsere Muskeln. Hier kommt dann doch wieder der Sport ins Spiel: Unsere Muskeln verbrennen Energie. Je muskulöser wir sind, desto mehr Energie wird auch dann verbrannt, wenn wir nichts tun. Wer hingegen wenig Muskelmasse hat, darf weniger essen. Das ist besonders für zwei Menschengruppen problematisch:

1. ÄLTERE MENSCHEN

Ab Mitte 20 baut unser Körper in jedem Jahrzehnt etwa 5 Prozent seiner Muskelmasse ab, wenn wir nichts dagegen tun. Deshalb sinkt auch der Grundumsatz älterer Menschen und sie werden leichter dick, wenn sie ihre Kalorienzufuhr nicht zurückfahren.

2. DAUERDIÄTER

Bei jeder Diät baut der Körper nicht nur Fett ab, sondern auch Muskelmasse. Davon bekommen wir zunächst wenig mit. Vielmehr freuen wir uns, wenn die Waage weniger anzeigt. Doch das Problem spüren wir dann, wenn die Diät vorbei ist und wir wieder auf eine normale Kalorienzufuhr umstellen. Plötzlich ist normal zu viel, denn der Grundumsatz ist im Keller! Mit weniger Muskeln verbrennt der Körper grundsätzlich weniger Energie – und ganz nebenbei hat er sich auch noch an die Dürreperiode gewöhnt und seinen Grundumsatz noch weiter heruntergefahren, um sich in der »Hungersnot« quasi gegen das Verhungern zu schützen. Daher haben Menschen, die immer wieder auf Diät sind, einen so geringen Grundumsatz, dass sie in der Diätfalle feststecken. Sie können nicht einmal mehr normal essen, ohne zuzunehmen.

Dieser Falle können wir nur mit Bewegung, die unsere Muskeln beansprucht, entkommen. Durch das Training können diese wieder aufgebaut werden und auf Dauer unseren Grundumsatz erhöhen. Je größer die Menge an Energie ist, die dein Körper im Ruhezustand verbrennt, desto mehr kannst du essen, denn die

Energie geht nun direkt in die Muskeln anstatt in die Fettzellen. Achte allerdings darauf, dass du richtig isst – so, wie wir es in diesem Buch empfehlen. Echte Lebensmittel kann dein Körper viel besser verarbeiten. Fertiggerichte hingegen machen dich träge – sie hemmen deinen Bewegungsdrang, wodurch du wiederum mehr Willenskraft aufbringen musst, um dich zu bewegen.

Wir haben noch mehr über Bewegung zu erzählen. Allerdings nicht in diesem Buch. Mit diesem kurzen Kapitel wollten wir dir lediglich zeigen, dass Bewegung und Ernährung zusammengehören. Mit unserem Lifestyle essen wir nicht nur falsch und das Falsche – wir bewegen uns auch zu wenig. Wenn wir unsere Ernährung dauerhaft in den Griff bekommen wollen, gehört das Aktivsein jedoch dazu. Wir können nicht das eine ohne das andere betrachten. Wie du es schaffst, mehr Bewegung im Alltag als Gewohnheit zu etablieren, erfährst du auf unserer Website www.healthyhabits.de

Zucker: Der Oberbösewicht

Viele industriell verarbeitete Produkte enthalten Zucker, und zwar viel davon. Dass der problematisch ist, weißt du schon. Trotzdem widmen wir dem Zucker ein eigenes Kapitel, weil dieses Thema so wichtig ist. Unter den dick und krank machenden Bösewichten ist Zucker der Oberbösewicht. Falls deine Ernährung völlig im Argen liegt und du gar nicht weißt, wo du anfangen sollst: Fang beim Zucker an! Oder besser gesagt: Versuche, ihn zu vermeiden, wo es geht.

Wer nun glaubt, er könne stattdessen Rohrohrzucker, Honig und Agavensirup in Hülle und Fülle verwenden, der liegt falsch: Kalorienmäßig gibt es so gut wie keinen Unterschied zum Haushaltszucker. Süßstoff, zwar fast kalorienfrei, ist nicht zu empfehlen, da er sich ungünstig auf die Verdauung auswirken kann.

Der durchschnittliche Deutsche verzehrt ungefähr 37 Kilogramm Zucker pro Jahr.[7] Das sind ca. 100 Gramm am Tag. Tendenz steigend. Ein Gramm Zucker entspricht vier Kalorien. Das heißt, Deutsche nehmen täglich 400 Kalorien und damit etwa 20 Prozent ihres Tagesbedarfs aus Zucker zu sich. Die Weltgesundheitsorganisation (WHO) empfahl bisher 10 Prozent – also die Hälfte. Doch selbst das hält sie mittlerweile für zu viel und empfiehlt nun 5 Prozent bzw. etwa 25 Gramm pro Tag. Der Durchschnittsbürger konsumiert demnach viermal mehr Zucker, als von der WHO empfohlen wird.

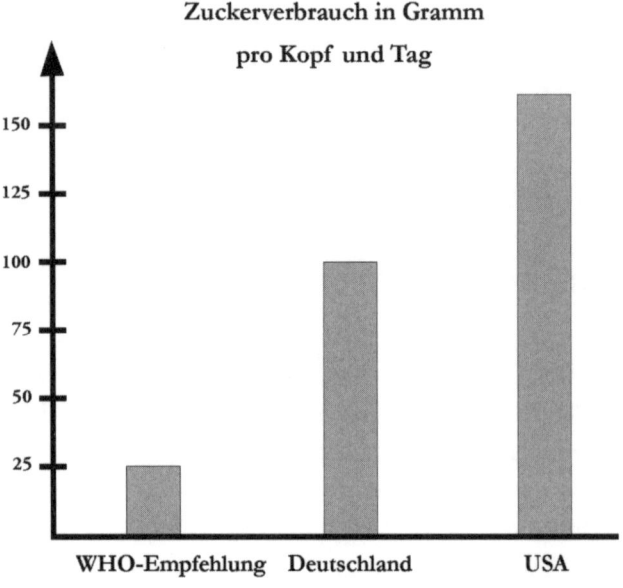

Zuckerverbrauch in Gramm pro Kopf und Tag

8, 9

Warum essen wir so viel Zucker? Purer Zucker ist ja nicht sehr sexy. Doch Zucker versteckt sich überall, vor allem in verarbeiteten Lebensmitteln. So werden sie schmackhafter, länger haltbar und – schöner Nebeneffekt – wir kaufen sie immer wieder, da sie uns süchtig machen. Unsere Geschmacksnerven gewöhnen sich an den hohen Zuckerkonsum. Je mehr wir von dem süßen Zeug essen, desto größere Mengen brauchen wir, um ein Gericht überhaupt noch als süß zu empfinden. Patrick hat früher nie verstanden, wenn jemand behauptete, etwas sei *zu süß*. Wie konnte etwas zu süß sein? Das war für ihn genauso unlogisch wie *zu glücklich* zu sein. Er war an den hohen Zuckeranteil in Süßigkeiten und anderen verarbeiteten Lebensmitteln gewöhnt.

Eine gesellschaftsfähige Sucht

Genau genommen ist bislang nicht wissenschaftlich nachgewiesen, dass Zucker süchtig macht. Doch Zucker erzeugt im Gehirn die gleichen Aktivitätsmuster wie süchtig machende Drogen. Wir, Patrick und Jasmin, sind daher davon überzeugt, dass Zucker süchtig machen *kann*. Jeder Körper reagiert anders auf Zucker. Die Gene mögen eine Rolle spielen, aber auch die Kindheit prägt. Wer schon früh mit viel Zucker aufwächst, kommt später schwerer davon los. Auch die Art des konsumierten Zuckers macht einen Unterschied: Natürlicher Zucker, der in frischen Lebensmitteln enthalten ist, macht weniger süchtig als raffinierter Zucker. Denn in echten Lebensmitteln ist ein Nährstoffmix enthalten, der unser Zuckerverlangen natürlich reduziert: Proteine, Fett, Vitamine & Co.

Mit der Zeit erliegen immer mehr Menschen dem Gefühl, eine Süßigkeit zu *brauchen* – ein Dessert, ein Eis, ein Stück Kuchen, Schokolade. Dieses Bedürfnis kann es nur geben, weil wir an Zucker gewöhnt sind. Wer nie mit Süßigkeiten in Berührung gekommen ist, braucht auch keine. Doch in der westlichen Welt ist das nahezu unmöglich. Wir werden süchtig nach der Belohnung, die uns der Zucker verspricht. Genau das will unser Gehirn. Wir stehen morgens nur auf, um irgendwie belohnt zu werden, und genau das kann Zucker leisten – einfach, schnell und billig.

Wie Zucker im Körper funktioniert

Haushaltszucker besteht je zur Hälfte aus Glukose und aus Fruktose. Fangen wir mit der Glucose an: Sie kommt in allen Lebensmitteln vor, die Kohlenhydrate enthalten. Sie ist der wichtigste Energielieferant für unseren Körper. Jedes Organ kann sie verarbeiten.

Glukose im Blut nennt man übrigens Blutzucker, und dieser veranlasst die Bauchspeicheldrüse dazu, das Hormon Insulin auszuschütten. Dieses wiederum reguliert den Blutzuckerspiegel und transportiert die Energie in die Leber, andere Organe, Muskeln und die Fettzellen. Je mehr Insulin ausgeschüttet wird, desto mehr Energie wird als Fett abgespeichert, denn die Organe können so viel Energie nicht aufnehmen. Nur Fettzellen sind dazu in der Lage. Das ist auch in Ordnung, dafür sind sie da. Ihre Aufgabe ist es, kurzfristig Energie zu speichern. Und solange viel Insulin im Blut ist, bleibt das Fett auch dort. Erst wenn der Insulinspiegel sinkt, wird das gespeicherte Fett wieder als Energiequelle verwendet und abgebaut. Es geht dann in die Leber, andere Organe und Muskeln, wo es verbrannt wird.

Insulin macht uns also dick. Ohne Insulin geht es aber auch nicht, es ist lebensnotwendig. Problematisch wird es nur, wenn unser Insulinspiegel dauerhaft zu hoch ist. In westlichen Gesellschaften schütten die meisten Menschen heute doppelt so viel Insulin aus wie noch vor 30 Jahren.[8] Dabei ist Insulin nur eine Reaktion darauf, was wir unserem Körper zuführen: Viel Blutzucker führt zu viel Insulin. Viel Insulin führt zu viel Fett.

Dieser Blutzucker entsteht aus dem Konsum zu vieler kohlenhydrathaltiger Lebensmittel. Die sind deswegen nicht alle schlecht. Komplexe Kohlenhydrate in Vollkornprodukten, Obst und Gemüse sind unproblematisch. Sie lassen den Blutzuckerspiegel langsam und kontrolliert ansteigen. Aber je leichter verdaulich und süßer ein Lebensmittel ist, desto höher und schneller steigt der Blutzuckerspiegel. Leicht verdauliche Kohlenhydrate stecken zum Beispiel in Weißmehl, weißem Reis, Kartoffeln, Pasta, Zucker, Bier und Fruchtsäften. Das sind übrigens auch die billigsten Lebensmittel. Daher haben ärmere Menschen überdurchschnittlich stark mit Übergewicht zu kämpfen, obwohl sie theoretisch kein Geld haben, um sich *zu viel* Essen zu leisten.[10] Sie essen einfach das Falsche.

Die leicht verdaulichen Kohlenhydrate führen also zu viel Insulin im Blut, das wiederum dafür sorgt, dass die Energie in den Fettzellen landet. Wenn unsere Fettspeicher aufgefüllt sind, sendet ein anderes Hormon namens Leptin wiederum die Meldung: »Reicht aus! Du kannst jetzt aufhören zu essen.« Doch ein sehr hoher Insulinspiegel kann dieses Signal blockieren, die Folge ist dann eine Leptinresistenz. Betroffene, oft übergewichtige Menschen, erhalten dann kein »Reicht aus«-Signal mehr und essen infolgedessen auch noch zu viel von den falschen Dingen.

Aber es wird noch schlimmer: Wenn dauerhaft zu viel Insulin ausgeschüttet wird, ist die Leber irgendwann überlastet. Sie kann die ganze Energie nicht aufnehmen, die das Insulin ihr aufbürden will. Die Leber reagiert dann nicht mehr auf das Insulin (Insulinresistenz). Die Bauchspeicheldrüse schüttet daraufhin noch mehr Insulin aus, um die Leber zur Arbeit zu zwingen, wodurch wiederum noch mehr Fett gespeichert wird. Die Leber und andere Organe verfetten. Wenn das so weitergeht, kommt die Bauchspeicheldrüse mit der Insulinproduktion irgendwann nicht mehr hinterher und gibt auf. Dann haben wir Typ-2-Diabetes und müssen Insulin spritzen.

TIPP: Für Menschen, die sich bisher nicht umfassend mit Lebensmitteln beschäftigt haben, ist es schwer zu unterscheiden, welche Lebensmittel den Blutzuckerspiegel schnell ansteigen lassen und welche nicht. Zur Vereinfachung gibt es den glykämischen Index. Er gibt an, welchen Einfluss die Kohlenhydrate eines Lebensmittels auf den Blutzuckerspiegel haben. Noch aussagekräftiger ist die Kennzahl glykämische Last (manchmal auch als glykämische Ladung bezeichnet), denn sie berücksichtigt beim Vergleich verschiedener Lebensmittel auch, wie viel von den Kohlenhydraten im Lebensmittel enthalten sind. Je geringer die glykämische Last eines Lebensmittels, desto weniger stark steigt der Blutzuckerspiegel an (und desto weniger Insulin wird aus-

geschüttet). Wir empfehlen zwar nicht, im Alltag ständig die glykämische Last eines Lebensmittels zu hinterfragen – denn Essen
soll einfach sein –, doch für ein grundsätzliches Verständnis der
Wirkung von Lebensmitteln auf unseren Körper ist die Kennzahl
sehr interessant. Eine Übersicht unzähliger Lebensmittel findest
du auf der Homepage des Bayerischen Staatsministeriums für
Umwelt und Verbraucherschutz (www.vis.bayern.de).[11]

Was das mit Zucker zu tun hat

Zucker gehört zu diesen einfachen Kohlenhydraten, die leicht
verdaulich sind und den Blutzuckerspiegel schnell in astro-
nomische Höhen schießen lassen. Unser normaler Haushaltszucker besteht zu 50 Prozent aus Glukose und zu 50 Prozent aus
Fruktose. Wie wir schon wissen, wird aufgrund der Glukose das
Insulin produziert, was wiederum zur Fettspeicherung führt.
Dennoch ist Glukose allein nicht das große Problem. Sie ist der
wichtigste Energielieferant für alle Organe. Zu viel Glukose auf
einmal lässt uns zwar dick werden, doch der andere Bestandteil
des Zuckers ist weitaus problematischer: Fruktose.

Sie ist es, die den Zucker so richtig süß macht. In der Natur
kommt sie nicht allein vor, sondern nur zusammen mit Glukose.
Jedes Süßungsmittel mit Kalorien enthält Fruktose. Mal ist der
Anteil geringer, mal höher. In den USA werden die meisten Produkte mit Maissirup gesüßt, da Mais dort billiger ist und der
Fruktoseanteil 55 Prozent beträgt. Daher ist er süßer als Zucker
und man braucht weniger Menge, um die gleiche Süße zu erhalten. Besser macht ihn das aber nicht. Im Gegenteil.

Fruktose im Blut stimuliert keine Insulinproduktion, kann
allerdings von unseren Organen und Muskeln auch nicht verarbeitet werden, da diese die Energie der Fruktose nicht aufnehmen. Nur die Leber kann das, indem sie die Fruktose im Körper wieder abbaut. Daher geht die gesamte Energie der Fruktose

fast komplett in die Leber. Das ist in Ordnung, wenn man gerade Extremsport getrieben hat und ausgelaugt ist. Dann füllt Zucker den Glukosehaushalt der Leber schnell wieder auf. Aber die meisten Menschen sind nicht gerade einen Marathon gelaufen, bevor sie sich einen Schokoriegel gönnen. In solchen Fällen geht die Fruktose also in die Leber und wird dort, wenn im Übermaß vorhanden, zu Fett. Nichts anderes kann die Leber damit anfangen. In kleinen Mengen ist das unproblematisch oder sogar gesund, wie beim Alkohol macht die Dosis das Gift. Der durchschnittliche Deutsche konsumiert jedoch viermal mehr Zucker, als er sollte. Da Zucker süchtig macht, ist es schwer, die Dosen gering zu halten.

So verfetten die Leber und auch andere Organe. Dieses Viszeralfett ist das gefährlichste. Es ist das Fett, das uns wirklich krank macht. Man sieht es nicht. Das heißt, auch schlanke Menschen können es in ihrem Körper anreichern. Irgendwann ist die Leber davon so überlastet, dass sie auf Insulin nicht mehr reagiert (Insulinresistenz) – und das, obwohl Fruktose selbst gar keine Insulinproduktion auslöst! Das Ende dieses Vorgangs kennen wir schon: Diabetes Typ 2.

Wieso ist ein natürliches Lebensmittel plötzlich gefährlich?

Wie kann es sein, dass ein Lebensmittel, das in der Natur vorkommt, plötzlich gefährlich wird? Die Antwort lautet: Das haben wir uns selbst eingebrockt. Zucker kommt in der Natur nur schwer zugänglich vor. (Viel Spaß dabei, Zucker aus Zuckerrohr oder Zuckerrüben zu gewinnen! Das ist gar nicht so leicht. Auch an Honig ist schwer heranzukommen, denn er wird von Bienen geschützt.) In kleineren Mengen ist Zucker auch in Früchten gebunden. Um viel Zucker zu konsumieren, müssten wir schon viele Früchte essen, aber das wäre trotzdem in Ordnung, da der

Zucker in einer ganzen Frucht gebunden ist. Als Frucht wird er zusammen mit Ballaststoffen konsumiert, die den Blutzuckerspiegel nur sehr langsam steigen lassen. Außerdem machen uns Ballaststoffe satt, sodass wir bald aufhören zu essen. Die Natur sorgt somit dafür, dass wir nicht zu viel Zucker konsumieren. Uns selbst eingebrockt heißt: Erst die moderne Gesellschaft hat Zucker leicht zugänglich gemacht. Er wird massenweise produziert und ist so billig wie kaum ein anderes Lebensmittel. Zudem macht er verarbeitete Produkte länger haltbar und schmackhafter. Nicht zuletzt sorgt Zucker dafür, dass wir nicht genug von ihm bekommen können. Also greifen wir wieder zur Cola, zur Schokolade und zum Kuchen. Et voilà, da haben wir unsere weltweite Ernährungskrise.

Und jetzt? Nie wieder Zucker?

Bevor wir in Panik geraten und Zucker aus unserem Leben streichen, möchten wir nicht verschweigen, dass Zucker in kleinen Mengen in Ordnung ist. Es soll uns allen weiterhin gegönnt sein, hin und wieder eine Süßigkeit zu genießen. Davon wird niemand krank. Wenn du persönlich mit Zucker gut zurechtkommst: wunderbar. Doch falls du unter den Folgen des Zuckers leidest, solltest du dieses Kapitel etwas genauer lesen und über die Ratschläge zumindest nachdenken. Wir empfehlen dir, deinen Zuckerkonsum stark herunterzufahren. In den meisten Situationen ist es leichter, auf Zucker zu verzichten, als »ein bisschen darauf zu achten«. Sich ein klein wenig zurückzunehmen, funktioniert nicht bei jedem. Einige Menschen sind süchtiger nach Zucker als andere. Patrick ist einer davon. Er kann nicht nur ein Stück Schokolade essen.

Ein kompletter Verzicht auf Zucker ist heute allerdings nahezu unmöglich. Dafür ist unsere Gesellschaft bereits zu sehr auf Zucker gepolt. Es ist machbar, doch die Umstellung ist hart. Vor allem wenn wir mit anderen Menschen zusammenleben, die weiterhin vor unseren Augen Süßes essen.

Leichter wird es jedoch, wenn wir uns selbst Regeln auferlegen. Anstatt uns in jeder Situation neu zu entscheiden, ob wir das nun essen möchten oder nicht, halten wir uns an unsere Regeln. Sie erleichtern uns das Leben und machen Rückfälle unwahrscheinlicher. Zu diesen Regeln kommen wir später im Buch noch.

Wer so viel süße Dinge isst, wie Patrick es früher tat, muss sich diesen süßen Geschmack erst wieder abgewöhnen. Das Geschmacksempfinden wird sozusagen neu justiert und nach einer Weile schmeckt alles ein bisschen süßer, was man vorher gar nicht mehr als süß wahrgenommen hatte. Das ist die gute Nachricht! Allerdings muss man diesen Punkt erst einmal erreichen. Schließlich ist da anfangs dieses ständige Verlangen nach Zucker. Doch wir können dir sagen: Es lässt nach. Bei Patrick dauerte dies nur wenige Tage, was vielleicht auch daran lag, dass er ein neues Verlangen erschuf: nämlich seine Regeln nicht zu brechen. Einige Leute berichten von mehreren Wochen.

Wenn wir auf Zucker verzichten, essen wir nicht nur gesünder, sondern auch weniger. Wir können besser einschätzen, wann wir genug gegessen haben. Das Leptin erfüllt wieder seine Funktion, da sich weniger Insulin im Körper befindet.

Patricks größte Errungenschaft war, dass er erstmals das Gefühl hatte, mit seinem Gewicht nicht mehr gegen Windmühlen zu kämpfen. Heute isst er, wenn er hungrig ist. Er isst qualitativ hochwertig und vor allem auch genug, sein Gewicht sinkt leicht und scheint sich nun von selbst zu regulieren.

Was im Körper passieren muss: Insulin senken

Wie du schon gelesen hast, ist Insulin dafür verantwortlich, dass Energie in unseren Fettzellen gespeichert wird. Je mehr Insulin sich im Blut befindet, desto eher wird Fett gespeichert. Wir sollten folglich dafür sorgen, dass unsere Bauchspeicheldrüse weniger Insulin produziert.

Sie produziert es immer dann, wenn unser Blutzuckerspiegel ansteigt. Je schneller und höher er steigt, desto mehr Insulin wird ausgeschüttet. Die Lösung ist, weniger leicht verdauliche Kohlenhydrate zu konsumieren, um auch die Glukose zu reduzieren. Das heißt zum Beispiel weniger Weißmehl, weißen Reis, Pasta – und vor allem weniger Zucker. Stattdessen sollten wir Lebensmittel konsumieren, die viele Ballaststoffe enthalten, denn die bremsen den Anstieg des Blutzuckerspiegels: Vollkornprodukte, Bohnen, Linsen, Nüsse, Gemüse und ganze Früchte.

Übrigens, dieser Tipp soll hier nicht fehlen: auch Bewegung hilft. Denn wenn wir Muskeln aufbauen, erhöhen wir unsere Sensibilität für Insulin – somit muss nicht mehr so viel ausgeschüttet werden. Je trainierter die Muskeln, desto mehr Energie kann dorthin transportiert werden anstatt in die Fettzellen.

So reduzierst du den Zuckerkonsum

Im Folgenden findest du die Regeln, die wir, Patrick und Jasmin, anwenden, um weniger Zucker zu konsumieren. Für uns funktionieren sie sehr gut, vielleicht ja auch für dich:

1. TRINKE KEINEN ZUCKER

Ein Drittel unseres Zuckerkonsums kommt heute aus Getränken. Das sind etwa 33 Gramm Zucker – und damit mehr als der empfohlene Tagesbedarf. Schon in unseren Getränken ist also mehr Zucker enthalten, als wir zu uns nehmen sollten: Eistee, Schokomilch, Milchshakes, Smoothies, Fruchtsäfte, Limonaden, Energydrinks. Das sind typische Getränke, die heute jeden Tag literweise verzehrt werden. Sie alle enthalten Kalorien, die uns nicht satt machen, sondern nur in Form von Körperfett angesetzt werden. Wenn du in deiner Ernährung nur eine einzige Sache ändern möchtest, dann befolge diese Regel: Trinke keine Kalorien. Sie ist vergleichsweise leicht umzusetzen, spart dir einiges an Geld und hat einen großen Effekt. Wir trinken daher keine Limonaden, kaum Säfte, wenig Alkohol und schütten uns keinen Zucker in den Kaffee oder Tee.

Du denkst, dass Fruchtsäfte aber doch gesund seien? Ja und nein. Patrick trank früher selbst viele Säfte und redete sich ein, dass diese nicht schädlich sein könnten. Immerhin handelt es sich um ausgepresste Früchte – und die sind ja gesund! Allerdings macht es einen großen Unterschied, ob ich eine ganze Orange esse oder ob ich sie auspresse und trinke. Beim Entsaften oder Auspressen zerstören wir die Ballaststoffe, welche dafür sorgen, dass unser Blutzuckerspiegel kontrolliert ansteigt. Stattdessen stürzen wir uns nun ein Glas voll Zucker hinunter und unser Insulinspiegel geht durch die Decke. Du erinnerst dich: So setzen wir Fett an. Vom Zuckeraspekt her ist ein Glas Orangensaft damit kein Stück besser als eine Limonade. Klar, ein Saft mag noch viele Vitamine enthalten (das kommt auf den Saft an), doch wenn wir nicht gerade an Vitaminmangel leiden, kann unser Körper mit den zusätzlichen Vitaminen ohnehin nichts anfangen. Sie werden einfach wieder ausgeschieden.

Trinke also stattdessen hauptsächlich Wasser oder alternativ Tee und Kaffee. Der Schwerpunkt liegt auf dem Wasser. Wenn du Vitamine oder etwas Süßes zu dir nehmen möchtest, iss eine ganze Frucht.

2. FRÜHSTÜCKE DEFTIG

Früher hat Patrick alles Mögliche gefrühstückt: Hauptsache, süß! Die ganze Cornflakes-&-Co.-Palette oder Brötchen mit Marmelade und gläserweise Nutella. Selbst wenn wir nur wenig davon essen, weil der Kaloriengehalt so hoch ist, betrügen wir uns damit doch nur selbst. Unser Blutzuckerspiegel schießt in die Höhe, die Energie geht in die Fettpolster und zu allem Überfluss haben wir kurz darauf schon wieder Hunger, weil der Blutzuckerspiegel nach einem süßen Frühstück schnell wieder abfällt.

Heute frühstückt Patrick gesünder. Anstatt Cornflakes gibt es Müsli. Aber Achtung, auch beim grundsätzlich gesunden Müsli gibt es große Unterschiede. Der Zuckergehalt vieler Müslis liegt bei 15 bis 20 Prozent! Das ist (nicht nur fürs Frühstück) viel zu viel Zucker. Solange Patrick das zuckrige Müsli zu Hause hatte, aß er es im Verlauf des Tages auch immer wieder als Snack. Es war einfach zu verlockend. Nun ist er auf Müsli mit wenig Zucker umgestiegen. Der Anteil liegt bei etwa 1 bis 5 Prozent. Wir machen dir nichts vor: Das schmeckt anfangs weniger gut, solange man sich noch nicht an die fehlende Süße gewöhnt hat. Ein Müsli mit so geringem Zuckeranteil besteht aus kaum mehr als Flocken und ein paar Nüssen. Aber es ist gesünder und wir essen automatisch weniger davon. Außerdem snackt Patrick davon nicht mehr zwischendurch. Stattdessen steigt er lieber auf Obst um – das ist nun die verlockendere Option.

Auch Marmelade und andere süße Aufstriche kommen nicht mehr auf unseren Tisch. Stattdessen essen wir Käse oder auch mal Wurst. Dazu gern ein Ei, denn Proteine halten länger satt. Morgens viel Energie zu tanken ist uns wichtig. Beim Frühstück auf Süßkram zu verzichten bedeutet auch nicht gleich zu hungern. Im Gegenteil: Wir essen so viel, dass wir satt sind und nicht nach kurzer Zeit wieder Hunger bekommen. Das funktioniert am besten mit Proteinen, Fett und komplexen Kohlenhydraten. Wie genau ein gesundes Frühstück aussehen kann, erfährst du im Kapitel 5 »Gesunde Mahlzeiten« im Abschnitt »Frühstück«.

3. ISS FRÜCHTE STATT SÜSSIGKEITEN

Süßigkeiten sind ungesund. Sie sind energiehaltig, aber diese Energie geht überwiegend direkt in unsere Fettpolster. Das ist für dich, wenn du schon bis hierhin gelesen hast, keine Überraschung mehr. Dennoch essen die meisten von uns viel zu viel davon: Schokolade, Gummibärchen, Bonbons, Kekse... Mit ihnen übt die verhängnisvolle Kombination aus Zucker und Fett ihre ganze Macht aus. Diese Produkte sind so verlockend, dass viele von uns nicht mehr aufhören können zu essen, wenn wir einmal angefangen haben. Bei Patrick waren die Weihnachtssüßigkeiten immer schon aufgezehrt, bevor das Jahr überhaupt zu Ende ging. Er konnte (und kann auch heute noch) keiner angefangenen Tafel Schokolade oder anderen Süßigkeiten widerstehen.

Für die meisten von uns wäre es daher besser, diese Produkte gänzlich zu meiden. Das ist leichter, als unseren Konsum nur zu reduzieren. Schon nach wenigen Tagen lässt das Verlangen nach Süßigkeiten nach. Nach einigen Wochen wirkt die Idee, diese pappigen Süßigkeiten überhaupt zu essen, geradezu absurd. Aber eben erst nach einigen Wochen. Patrick kauft heute keinerlei Süßigkeiten mehr und isst sie auch nicht, wenn er sie angeboten bekommt. Dieser Verzicht müsste nicht so konsequent sein. Hin und wieder ist eine Süßigkeit unproblematisch. Aber für ihn ist es leichter so. Wenn er heute etwas Süßes essen möchte, dann isst er Obst. Der Zucker in Früchten wird durch die Ballaststoffe viel langsamer verdaut als der Zucker in Süßigkeiten. Außerdem erhält er beim Obst auch Vitamine und Mineralstoffe. Am besten funktioniert das mit Saisonobst, denn in der Hochsaison schmecken die Früchte am besten und sind am süßesten. So sind sie ein guter Zuckerersatz.

4. GÖNN DIR DESSERTS UND KUCHEN NUR AUSNAHMSWEISE

Viele Menschen haben heute das Gefühl, nach fast jeder Mahlzeit ein Dessert zu *brauchen* – was jedoch nur eine erlernte Sucht ist. Ein Dessert oder ein Stück Kuchen soll bei uns wieder zu dem werden, was es früher einmal war: zu etwas Besonderem, das es vielleicht mal am Sonntag gibt.

Wenn du auswärts essen gehst, bestelle kein Dessert (außer zu besonderen Anlässen) und kaufe nur selten Kuchen oder ein Teilchen beim Bäcker. Wenn du hingegen bei Freunden zu Gast bist, iss ruhig ein Dessert oder ein Stück Kuchen mit. Gemeinsam ist es ein besonderes, zelebriertes Erlebnis.

Wenn du einmal zu Hause ein Dessert für dich oder deine Familie zaubern möchtest, dann bereite es selbst zu. Frische Zutaten sind ohnehin besser und so kannst du den Zuckergehalt kontrollieren und zum Beispiel weniger Zucker verwenden, als in dem Rezept angegeben ist.

5. ISS NUR WENIGE VERARBEITETE PRODUKTE

In den meisten verarbeiteten Produkten befindet sich Zucker. Dem kannst du nur entkommen, wenn du frische Lebensmittel kaufst – oder zumindest Produkte, die nicht mehr als zwei oder drei Zutaten enthalten. Das heißt, keine Müsliriegel, Früchtejoghurts, Cornflakes, Ketchup oder fertigen Soßen.

Kauf dir stattdessen lieber den Naturjoghurt und füge selbst Früchte oder selten auch mal Honig hinzu. Anstatt des fertigen Dressings bereite dir selbst eines zu. Das geht ganz leicht und schnell.

Kann man Zucker ersetzen?

Wenn wir unseren Zuckerkonsum einschränken, wie sieht es dann mit Ersatz aus? Können wir auf etwas anderes ausweichen?

Grundsätzlich sind Honig oder natürliche Sirupe wie Ahornsirup dem raffinierten Zucker immer vorzuziehen. Doch auch die sind nur in moderaten Dosen zu vertragen, denn der Inhalt ist der gleiche (Glukose + Fruktose). Um nicht zu tief ins Honigglas zu greifen, kauft Patrick am liebsten Mini-Honiggläser. Die gibt es in einigen Supermärkten im 3er-Pack oder im Biomarkt auch einzeln. Das Preis-Leistungs-Verhältnis ist bei diesen

Gläschen zwar schlecht, aber er verwendet automatisch weniger Honig.

Stevia ist ein weiterer natürlicher Süßstoff, der aus einer Pflanze gewonnen wird. Die gute Nachricht: Stevia hat keine Kalorien. Die schlechte: Stevia hat einen gewöhnungsbedürftigen Eigengeschmack. Außerdem ist Stevia etwa 300-mal süßer als Zucker. Um Stevia zu Hause überhaupt verwenden zu können, wird es industriell gestreckt. So richtig natürlich ist das dann nicht mehr.

Die Gewürze Zimt und Muskatnuss vermitteln auch einen leichten Eindruck von Süße. Zimt nutzt Patrick häufig, um seinem Kaffee eine besondere Note zu geben. Aber Zucker ersetzen die beiden natürlich nicht.

Darüber hinaus gibt es eine große Auswahl an künstlichen Süßstoffen. Von denen lassen wir die Finger, denn diese Süßstoffe sind vermutlich schlimmer als Zucker – obwohl sie keine Kalorien haben. Der Körper zeigt die gleiche Reaktion wie auf den Konsum von Zucker (Insulin), und wenn dann kein Zucker kommt, steigt das Verlangen nach einer echten Süßigkeit und nach Zucker nur umso stärker. Daher trinken wir seit einiger Zeit keine vermeintlichen »Diätgetränke« mehr. Die Kennzeichnung »keine Kalorien« mag zwar wahr sein, aber ist trotzdem irreführend, da der Körper wie auf Zucker reagiert. Außerdem stehen einige dieser Stoffe im Verdacht, krebserregend zu sein. Ein Risiko, das wir nicht eingehen möchten.

Deine Aufgabe: Erstelle eine Liste mit deinen Regeln

Falls du nun motiviert bist, deinen Zuckerkonsum zurückzufahren, aber nicht weißt, wo du anfangen sollst: Erstelle eine Liste mit zuckerhaltigen Lebensmitteln, die du ab heute nicht mehr essen oder trinken möchtest. Schreibe alle untereinander auf und vergiss auch nicht die Diätprodukte. Daneben erstellst du Spalten, die du mit den Daten der kommenden Tage versiehst. Drucke die Liste aus und hänge sie dir gut sichtbar auf (zum Beispiel an den Kühlschrank). Wenn du es bis heute Abend schaffst, nichts davon zu konsumieren, kannst du den heutigen Tag abhaken. Der morgige Tag ist dann eine neue Herausforderung. Wir empfehlen dir dringend, diese Liste wirklich zu erstellen. Am besten sofort. Sie hat Patrick am Anfang sehr geholfen. Du kannst auch eine von uns vorbereitete Liste hier herunterladen: www.healthyhabits.de/zucker-checkliste

Esst
echtes Essen

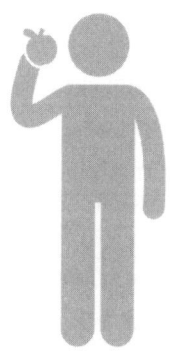

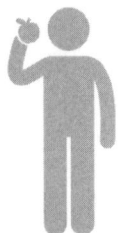

Was sind echte Lebensmittel?

Bisher haben wir erläutert, weshalb unser moderner Lifestyle für unsere Ernährung problematisch ist. Was manchmal komplex wirkt, lässt sich in wenigen Worten zusammenfassen: Wir essen zu viele verarbeitete Produkte, zu viel Zucker und bewegen uns zu wenig. Der wichtigste Grund dafür ist, dass wir bequem geworden sind. Wir geben uns zu wenig Mühe, nachhaltig zu essen, und sind zu faul, uns zu informieren. Und das, obwohl wir genau genommen früher alles wussten, was es über Essen zu wissen gibt, bevor Wissenschaft und Industrie uns vorgaukelten, dass sich gesund zu ernähren ganz kompliziert sei. Sie haben unsere Ernährung verwissenschaftlicht. Anstatt über Lebensmittel zu reden, geht es in der heutigen Diskussion nur noch um einzelne Nährstoffe wie Kohlenhydrate, Fett & Co. Nun haben wir das Gefühl, Beratung zu benötigen, um uns gesund zu ernähren. Dabei ist das verrückt, kein Tier fragt um Rat, was es essen soll.

Demzufolge müssten wir zwar viele kleine Dinge ändern, doch alle Ursachen für schlechte Ernährungsgewohnheiten haben nur drei große Überschriften: Fertiggerichte, Zucker und Bequemlichkeit. Das ist überschaubar. Damit können wir arbeiten.

Nun wird es Zeit, dass wir uns damit beschäftigen, wie wir es besser machen können. Wie können wir unsere Lebensweise derart anpassen, dass eine gesunde Ernährung die logische Konsequenz ist? Die knappe Antwort: Iss echte Lebensmittel und bereite sie möglichst häufig selbst zu!

Wir sind große Freunde von echten Lebensmitteln. Bevor wir dir zeigen, warum das so ist und wie du sie in deinen Alltag integrierst, möchten wir definieren, was wir mit *echten* Lebensmitteln meinen. Vermutlich hast du bis hierhin auch schon eine Vorstellung davon entwickelt, doch lass uns etwas konkreter werden. Im Folgenden liefern wir dir einige Anhaltspunkte, wie du echte Lebensmittel erkennst. Wenn du mit diesen Regeln im Hinterkopf dein Essen auswählst, landest du automatisch bei echten Lebensmitteln und kannst nichts falsch machen:

○ Iss hauptsächlich Pflanzen, am besten Obst und Gemüse. Sie enthalten viele Nährstoffe und haben eine geringe Energiedichte. Das bedeutet, dass sie zum Beispiel im Vergleich zu Fleisch weniger Kalorien pro gleichem Volumen haben.

○ Samen und Nüsse sind ebenfalls gesund, haben aber eine hohe Energiedichte. Iss sie daher nur in Maßen.

○ Fleisch sollte auf deinem Teller die Beilage bilden. Es sollte hochwertig sein und folglich nicht aus Massentierhaltung stammen.

○ Wild wachsende Pflanzen (und Tiere) sind die beste Wahl.

○ Iss nichts, was deine Urgroßeltern nicht als Nahrung erkannt hätten. Iss traditionell, egal nach welcher Tradition.

○ Produkte aus vollwertigem Getreide (Vollkorn) sind gesünder als Produkte aus raffiniertem Getreide.

○ Vermeide Produkte, die mehr als fünf Zutaten beinhalten.

○ Vermeide Produkte, denen Zucker zugesetzt wurde.

○ Iss oder trinke keine Lebensmittel, denen Nährstoffe entzogen wurden (wie fettarme Margarine), denn als Ausgleich werden viele andere Stoffe zugesetzt.

○ Iss nichts, was aufgrund des hohen Zuckeranteils jahrelang haltbar ist.

- Iss nichts, auf dessen Verpackung ein Gesundheitsversprechen gegeben wird. Solche Aussagen sind höchst zweifelhaft und stehen für einen hohen Verarbeitungsgrad.
- Kaufe im Supermarkt in den äußeren Gängen ein. Dort liegen die frischen Lebensmittel: Obst, Gemüse und die Frischetheken für Käse und Fleisch. Meide die inneren Gänge. Dort lagern nur verarbeitete Produkte.
- Kaufe möglichst nah am Erzeuger auf dem Wochenmarkt, direkt im Hofladen oder via Obst-/Gemüsekiste (mehr dazu könnt ihr im übernächsten Kapitel »Frische, regionale und saisonale Lebensmittel« lesen).
- Meide Tankstellenshops, Spätshops, Kioske & Co.
- Meide Fast-Food-Restaurants.

Mit diesen Anhaltspunkten findest du automatisch zu echten Lebensmitteln. Du siehst schon, es heißt nicht, dass ein Produkt gänzlich unverarbeitet sein muss. Es gibt einige grundlegende Lebensmittel, die nur in verarbeiteter Form existieren, wie Brot, Käse, Joghurt oder Wurst. Diese kommen, insofern sie hochwertig produziert sind, mit wenigen Verarbeitungsschritten und wenigen Zusätzen aus. Bei der Bewertung, ob ein Produkt gesund ist, entscheidet daher auch der Grad der Verarbeitung. Je mehr Verarbeitungsschritte ein Produkt hinter sich hat (und je mehr Zusätze es enthält), desto seltener hat es man es noch mit einem echten Lebensmittel zu tun.

Welche echten Lebensmittel sollen wir essen?

Selbst wenn wir alle industriell verarbeiteten Produkte ausschließen, bleiben immer noch viele Lebensmittel übrig, aus denen wir auswählen können. Sind die alle gleich gesund? Welche sollen wir essen? Die Antwort lautet: Iss möglichst viele verschiedene und möglichst ausgeglichen. Wir Menschen sind Allesfresser und brauchen die Abwechslung. Über eine Vielfalt an Lebensmitteln nehmen wir automatisch eine gute Mischung aus Nährstoffen zu uns.

Im Zweifel solltest du dich für Pflanzen entscheiden. Bei ihnen kannst du fast unbegrenzt zuschlagen. Lediglich Samen und Nüsse müssen wir in Maßen konsumieren, da sie über eine sehr hohe Energiedichte verfügen. Tierische Produkte können eine gute Ergänzung sein, sollten aber nicht im Mittelpunkt stehen.

Falls du im Umgang mit echten Lebensmitteln noch sehr unerfahren bist und nicht weißt, welche Lebensmittel viele Kohlenhydrate enthalten oder fetthaltig sind und aus welchen Lebensmitteln du Proteine beziehen kannst, ist dir mit einer Nährwerttabelle geholfen. Diese solltest du allerdings nicht als Bibel verwenden. Wie du schon weißt, schadet uns das Nährstoffdenken eher. Es schränkt uns unnötig ein und macht unsere Ernährung komplizierter, als sie ist. Wir, Patrick und Jasmin, schauen uns solche Tabellen selten an und schon gar nicht rechnen wir Nährstoffanteile aus. Essen soll einfach sein. Aber wer nur Fertiggerichte gewöhnt ist, braucht zum Start ein paar Anhaltspunkte. Die bereits erwähnte Tabelle zur glykämischen Last enthält für jedes aufgeführte Lebensmittel auch dessen Fett-, Kohlenhydrat- und Eiweißanteil (Eiweiß = Protein): http://www.vis.bayern.de/ernaehrung/ernaehrung/ernaehrung_krankheit/glykaemischer_index_diabetes.htm

Plädoyer für echtes Essen

In erster Linie empfehlen wir echte Lebensmittel, weil sie für uns selbst gut funktionieren. Wir haben uns informiert, es ausprobiert und sind dabei geblieben, denn wir machen gute Erfahrungen mit diesem Ansatz. Seit wir unsere Mahlzeiten überwiegend aus natürlichen Lebensmitteln zusammenstellen und sie oft selbst zubereiten, bemerken wir einige positive Veränderungen:

○ Wir fühlen uns allgemein besser, beim Essen, danach und den ganzen Tag über. Anstatt nach dem Essen müde zusammenzusacken, haben wir die notwendige Energie, um den Tag anzugehen.

○ Es schmeckt uns besser. Während Fertiggerichte für einen Massengeschmack vereinheitlicht werden, können wir bei echtem Essen selbst entscheiden, welche Zutaten wir verwenden oder wie wir ein Gericht würzen.

○ Wir können aufhören zu essen, wenn wir satt sind. Da natürlich zubereitete Lebensmittel weniger von dem verhängnisvollen Trio aus Zucker, Fett und Salz enthalten, macht es uns weniger süchtig. Wir haben wieder ein besseres *Bauchgefühl* und wissen, wann es genug ist.

○ Wir *wollen* uns mehr bewegen. Unsere Ernährung macht uns nicht träge, sondern fördert unseren Bewegungsdrang. *Gute*

Kalorien wollen verbrannt werden. Da wir dies mit relativer Leichtigkeit tun, bauen wir Muskeln auf und erhöhen unseren Grundumsatz.

○ Wir haben keine Probleme mit Gewichtsschwankungen. Wenn wir heute auf die Waage steigen, befürchten wir keine böse Überraschung mehr. Stattdessen hat sich unser Gewicht auf einem gesunden Niveau eingependelt. Dauerdiäten sind Vergangenheit.

Dies sind die positiven Effekte, die wir unserer Ernährungsweise zuschreiben. Der Erfolg motiviert uns, dabei zu bleiben. Unsere Gewohnheiten sorgen dafür, dass wir uns nicht quälen, sondern diese Ernährung als Selbstverständlichkeit in unseren Alltag integriert haben. Doch über unsere eigenen Erfahrungen hinaus gibt es weitere Argumente, die für echte Lebensmittel sprechen.

Sie sind die natürliche Lösung

Die Natur hat für uns alles vorbereitet. Pflanzen und Tiere sind seit Millionen von Jahren Teil unserer Nahrungskette. Durch sie konnten wir gedeihen und haben uns zu dem modernen Menschen entwickelt, der wir heute sind. So hat es die Natur vorgesehen, und auch wenn wir uns häufig über die Natur stellen – was selten gut ausgeht –, sollten wir es gerade in diesem Fall besser nicht tun. Der Stoffwechsel unseres Körpers ist auf echte Lebensmittel ausgelegt. Im Verlauf der Evolution hat er sich zwar immer wieder an ein sich veränderndes Umfeld angepasst, und das wird er vermutlich auch dieses Mal tun, aber nur, wenn wir uns nicht schon vorher zugrunde richten. Die Evolution wurde von unserem Fortschritt in den letzten Jahrzehnten überrollt. Unsere Erfindungen sind vielfältiger und schneller als unser evolutionärer Anpassungsprozess. Unser Körper ist nicht gegen die Produkte gewappnet, die in großen Industriekesseln nach Lust und Laune zusammengemischt werden. Ganz sicher ist er nicht zum Abbau der Zuckermengen fähig, den diese Produkte enthalten. Solange du und wir leben, wird sich das auch nicht ändern.

Wir können nicht falsch damit liegen, wieder das zu essen, was die Natur für uns vorgesehen hat und wieder einer ursprünglicheren Ernährungsweise nachzugehen. Dafür müssen wir uns nicht notwendigerweise in die Steinzeit zurückkatapultieren. Es genügt schon, die Uhr um ein paar Jahrzehnte zurückzuschrauben und wieder so zu essen, wie es die Menschen damals taten. Das betrifft nicht nur die Auswahl der Lebensmittel, sondern auch die Bedeutung, die unserer Ernährung damals beigemessen wurde. Traditionell war die Nahrungsaufnahme stets wichtiger, als sie es heute ist. Man nahm sich mehr Zeit für die Vorbereitung und das Essen an sich. Das mag heute in dem damaligen Umfang nicht mehr möglich sein, da sich unsere Rollen in der Gesellschaft zu sehr verändert haben. Dennoch können wir uns bemühen, dem traditionellen Lifestyle wieder etwas näherzukommen, indem wir echtes Essen essen, uns Zeit für unsere Ernährung nehmen und auch mehr Bewegung in unseren Alltag integrieren.

Was genau wir essen, ist dabei unerheblich, solange es echte Lebensmittel sind. Es gibt nicht die eine überlegene Ernährungsweise. Vielmehr funktioniert jede traditionelle Ernährung besser als die moderne westliche Version mit ihren industriell gefertigten Produkten. Das heißt jedoch nicht, dass wir viele Kartoffeln essen müssen, nur weil unsere unmittelbaren Vorfahren das auch taten. Auch hier gab es regionale Unterschiede. Einige legten ihren Schwerpunkt auf Fett, andere auf Proteine, einige auf Kohlenhydrate. Doch sobald diese verschiedenen Kulturen begannen, sich dem heute modernen Lifestyle anzunähern, zeigten sich auch unsere modernen Gesundheitsprobleme.

Dabei gibt es auch heute noch westliche Völker, die sich ihre frühere Esskultur stärker bewahrt haben als wir. Sie räumen ihrer Ernährung eine hohe Bedeutung ein und leben gesünder –

obwohl ihr Speiseplan als nicht sehr gesund gilt. Die Franzosen sind eines dieser Völker. Sie essen fettige Soßen, fettigen Käse, süße Desserts, trinken relativ viel Alkohol – und sind vergleichsweise gesund.[4] Dieses Phänomen hat den Namen »französisches Paradox« erhalten, weil es nach den Erkenntnissen der Ernährungswissenschaft keinen Sinn ergibt. Bei genauerem Hinsehen erkennt man jedoch schnell, dass die Franzosen die Bedeutung ihres Essens viel höher bewerten. Sie bereiten es frisch zu, essen langsam und häufig in Gesellschaft. Sie nehmen kleinere Portionen und keinen Nachschlag. Sie essen sehr vielfältig (mehrere kleine Gänge, die sich gut ergänzen) und der Alkohol stammt überwiegend aus Rotwein, der offenbar eine positive Wirkung auf unsere Gesundheit haben kann.[4] Der wissenschaftliche Ansatz ist nun, diese Ernährungsweise hinsichtlich ihrer Nährstoffe zu sezieren. Doch so funktioniert das nicht. Wir können uns nicht einzelne Aspekte herauspicken und die dann in bequemen Fertigprodukten unterbringen. Das gesamte Paket muss stimmen, einschließlich der Frische und des Genusses.

Echte Lebensmittel sind unkomplizierter

Es kann nicht sein, dass Essen so kompliziert ist, wie es sich heute oft anfühlt. Wir sind damit beschäftigt, Nährwertangaben und Zusatzstoffe auszuwerten und Kalorien zu zählen. Wir informieren uns, welcher Trend nach neuesten Erkenntnissen nun gerade der richtige ist: Low Fat, Low Carb, Paleo? Wir grübeln darüber, wie wir eine heute begangene Sünde wiedergutmachen können oder ob wir einfach dazu bestimmt sind, dick und krank zu werden.

Nein, sich gesund zu ernähren muss nicht so schwierig sein. Jahrhundertelang ging es auch viel einfacher. Gesunde Ernährung bedeutet daher, nicht mehr ständig über Essen nachzudenken, nicht mitzuzählen und sich ums eigene Gewicht zu sorgen.

Stattdessen sollte alles wie von selbst laufen. Das funktioniert, wenn wir echte Lebensmittel konsumieren.

Echtes Essen ist unkompliziert. Es macht uns keine Gesundheitsversprechen, die es nicht einhalten kann. Es unterliegt keinen Trends und man muss sich keiner Philosophie anschließen. Es enthält keinen zugesetzten Zucker. Echtem Essen wurden keine Vitamine oder andere Nährstoffe entzogen, um es länger haltbar zu machen. Der Fett- und Kohlenhydratgehalt muss uns nicht interessieren. Es ist egal, wie sich eine Karotte zusammensetzt. Sie ist gesund. Basta. Wir essen einfach viele verschiedene Lebensmittel, dann regelt sich das alles von selbst. Auch Kalorien sind dann weitgehend egal. Wenn wir uns nicht gerade auf sehr energiereiche Nahrung versteifen, sind Kalorien kein Problem. Auch um Vitamine und andere Mikronährstoffe müssen wir uns keine Gedanken machen. Sie sind in ausreichender Form enthalten, Mangelerscheinungen werden wir durch echte Lebensmittel, die ausgewogen genossen werden, mit Sicherheit nicht bekommen. Echtes Essen enthält auch keine Zusatzstoffe, von denen wir nicht wissen, ob sie uns in einigen Jahren krank machen.

Wir können unseren Sinnen wieder trauen

Echte Lebensmittel tricksen unsere Sinne nicht aus. Sie machen uns nicht süchtig. Sie kommen nicht in großen bunten Verpackungen mit schlauen Marketingsprüchen daher, die uns dazu verleiten, zu viel zu essen oder ein Produkt zu konsumieren, weil wir den Glanz der Marke auf uns selbst übertragen wollen.

Mit echtem Essen schlagen wir stattdessen zwei Fliegen mit einer Klappe: Wir essen nicht nur besser, sondern auch weniger. Hochwertige Lebensmittel enthalten mehr Nährstoffe, die uns besser sättigen. Wir gieren dadurch nicht nach immer mehr Essen, sondern wissen wieder ziemlich genau, wann es genug ist. Außerdem enthalten sie auf natürliche Weise weniger Salz und weniger Zucker. Beim Kochen können wir selbst entscheiden, wie viel wir davon hinzufügen möchten. Wenn wir ausgeglichen essen, nehmen wir auch nicht zu viel Fett zu uns.

Unsere Esskultur bessert sich (fast) von selbst

Wenn wir bessere Lebensmittel konsumieren, dann reguliert sich das *Wie* gleich mit. Echtes Essen können wir nicht im Drivethrough bestellen und achtlos im Auto essen. Wir müssen die frischen, unverarbeiteten Lebensmittel erst einmal selbst zubereiten. So nehmen wir, uns mehr Zeit für sie, und schon nach kurzer Zeit lernen wir mit Lebensmitteln umzugehen, und kennen uns immer besser in der Welt der Ernährung aus. So können wir bald gute von schlechter Qualität unterscheiden, ohne lange nachzudenken oder Nährwertangaben zu lesen. Wir räumen der Ernährung wieder eine größere Bedeutung ein, denn was wir selbst kochen – auch wenn es schnelle Rezepte sind –, werden wir nicht im Gehen, Stehen oder Fahren in zwei Minuten herunterschlingen.

Dies alles ist nicht nur Theorie. Unsere Erfahrungen zeigen, dass echte Lebensmittel tatsächlich diese positiven Effekte mit sich bringen. Mit ihnen essen wir heute gesünder, kultivierter und unkomplizierter. Natürlich ist der Umstieg kein »Karottenschlecken«. Schließlich geht es nicht nur darum, ein paar Lebensmittel durch andere zu ersetzen. Es geht darum, den eigenen Lifestyle zu ändern. Dazu bedarf es mehr als ein paar gute Vorsätze und eines guten Willens. Wir brauchen ganz neue Gewohnheiten. Wenn du magst, können wir heute beginnen, sie nach und nach in dein Leben zu integrieren.

Frische, regionale und saisonale Lebensmittel

Echte Lebensmittel sind frische Lebensmittel. *Frisch* sagt sich so leicht dahin. Es steht auf zahlreichen Verpackungen und wird in der Werbung suggeriert. Doch was ist schon frisch? Ein Fruchtjoghurt aus dem Kühlregal? Ein Brot, auch wenn der Teigling monatelang tiefgekühlt darauf warten musste, fertiggebacken zu werden? Tomaten und Salat, die im Supermarkt optimal ausgeleuchtet werden, damit sie schmackhaft aussehen?

Was ist eigentlich frisch?

Wenn wir von frischen Lebensmitteln reden, meinen wir *ernte-frische* Lebensmittel wie Obst und Gemüse, aber auch frisches Fleisch, frischen Fisch sowie biologisch gereifte Produkte wie Frischkäse.

Frische Produkte sind ursprünglich, aber auch relativ schnell verderblich. Das liegt daran, dass sie sehr nahrhaft sind – für uns, aber auch für zahlreiche Schädlinge. Frische Lebensmittel enthalten mehr Nährstoffe als vergleichbare Fertigprodukte und haben meist eine geringere Energiedichte. Außerdem kann unser Körper den zum Beispiel in Früchten enthaltenen Zucker besser verarbeiten als den Zucker im Bäcker-Teilchen. Schon aus diesen Gründen ist es besser, frische statt verarbeitete Lebensmittel zu essen.

Essen statt wegwerfen!

Dass Obst und Gemüse schneller verderben als die monatelang haltbaren Tiefkühlpizzen, Müsliriegel und Kekse, ist auch ein Problem für Supermärkte, die jeden Tag bis kurz vor Ladenschluss frische Waren anbieten sollen. Vieles davon landet später im Container. Doch auch in Privathaushalten ist Lebensmittelverschwendung ein unterschätztes Problem: Während Teilnehmer von Umfragen die Menge der weggeworfenen Lebensmittel auf nur 6 Prozent des Einkaufs schätzen, landet tatsächlich ca. 21 Prozent im Müll. Das sind 80 Kilogramm im Jahr pro Person. Fast die Hälfte davon ist Obst und Gemüse.[12] Wie oft hast du schon den Salat oder die Radieschen weggeworfen und stattdessen zum *Knusperjoghurt* gegriffen? Verarbeitete Lebensmittel haben nicht nur aufgrund ihrer geringeren Verderblichkeit höhere Verzehrchancen. Wir greifen eher auf sie zurück, weil wir auf sie oft mehr Appetit haben als auf ein weniger süßes Gemüse. Zum anderen, weil Fertiggerichte wenig Aufwand erfordern und bequemer in der Zubereitung sind. Daher entledigen wir uns eher der frischen Lebensmittel. Dabei sind frische Lebensmittel *echtes Essen*. Du lebst gesünder, wenn sie auf deinem Speiseplan stehen. Damit du sie künftig häufiger verwertest und nicht vorschnell wegwirfst, wirst du im folgenden Abschnitt »Mahlzeiten selber zubereiten« auch etwas übers Kochen lernen.

Die Alternativen aus der Dose oder dem Gefrierfach

Nicht ganz frisch – aber praktisch – sind Dosen- und Tiefkühlgemüse. Was gesünder ist, daran scheiden sich die Geister. Dosengemüse gilt zwar als ausgelaugt und nährstoffarm, doch es gibt auch Gegenstimmen.[13] Tiefkühlgemüse wird unmittelbar nach der Ernte schockgefroren und ist daher nährstoffreicher als frisches Gemüse, welches lange Transportwege hinter sich hat.[14] Gefrorenes Gemüse ist außerdem praktisch: Bevor du häufig frische Lebensmittel wegwirfst, weil du nicht gut vorausplanen kannst oder willst, bist du mit ein paar Tiefkühlprodukten wie beispielsweise Spinat, Bohnen oder Rosenkohl gut beraten.

Es liegt an uns, die beste Mischung aus Frische und Bequemlichkeit zu finden. Andere Ausreden gelten jedoch nicht. Tiefkühlgemüse kostet wenig, ist sehr schnell zubereitet und kann daher immer auf Vorrat im Tiefkühlfach liegen. Welches du wählst, ist nicht so wichtig. Wenn du bisher kaum Gemüse gegessen hast, ist jede Art von Grünzeug ein Schritt in die richtige Richtung.

Healthy Habit: Frisches Obst und Gemüse essen

Baue Widerstände auf bzw. ab

Kaufe überwiegend frische Lebensmittel ein. Gehe dazu auf einen Markt in deiner Nähe oder bestelle eine Obst-/Gemüsekiste. Falls du doch im Supermarkt einkaufst, bediene dich ausgiebig in der Obst- und Gemüseecke. Wenn dein Korb überwiegend mit Obst und Gemüse gefüllt ist, hast du alles richtig gemacht.

Suche dir Rezepte und koche etwas Leckeres mit den frischen Lebensmitteln. Reduziere deinen Vorrat an sehr lange haltbaren Lebensmitteln. Erzähle deinem Partner, deiner Familie und deinen Freunden von deinem Vorhaben und lass dich unterstützen. Sie sollen dich darauf aufmerksam machen, wenn du zu Fertigprodukten greifst.

Fang jetzt an

Iss schon heute bei deiner nächsten Mahlzeit oder einfach als nächsten Snack etwas Frisches!

Definiere Auslösereize

Wann holst du dir einen Knusperjoghurt aus dem Kühlschrank – wenn du fernsiehst, nach Hause kommst, am Laptop sitzt? Nutze diese(n) Auslöser und tausche süßen Joghurt gegen frische Snacks!

Erstelle Regeln

Ab und zu auf die neue Gewohnheit zu achten ist schwieriger, als konsequent zu sein. Definiere daher klare Regeln und Ausnahmen. Vielleicht hast du mittags nicht die Möglichkeit, etwas Frisches zu essen. Vereinbare dann mit dir selbst, dass du wenigstens bei allen anderen Mahlzeiten des Tages frisches Essen isst oder als Happen zwischendurch Obst oder Gemüse mitnimmst.

Regional einkaufen

Wir befürworten frische Lebensmittel aus der Region. Aber was ist *regional*? Die Gurke vom Hofladen in der Umgebung? In Deutschland angebauter Feldsalat? Schweinefleisch aus hiesigen Betrieben, die jedoch Soja aus Argentinien verfüttern? Schwarzwälder Schinken, der im Schwarzwald geräuchert wurde, aber dessen Fleisch aus ganz Europa stammt? Regionalität ist nicht so einfach zu definieren.

Frische Lebensmittel aus Deutschland zu bekommen ist nicht immer leicht. Lass uns zunächst klären, warum sie gut für dich und die Umwelt sind, danach zeigen wir dir Bezugsquellen für regionale Produkte auf.

Der Fußabdruck

Frische und Regionalität stehen in direktem Zusammenhang, denn was in der Region wächst, hat noch nicht Tausende von Kilometern hinter sich und ist aus diesem Grund schon frischer. Allein der ökologische Fußabdruck, den eine Banane oder eine Kiwi mitbringen, sollte uns nachdenklich stimmen. Natürlich essen wir diese Früchte gern. Aber sie wachsen nicht in Deutschland und sind nun mal ein Luxusprodukt. Daher achte bei möglichst vielen Obst- und Gemüsesorten darauf, in Deutschland angebaute Produkte zu kaufen.

Du denkst vielleicht: Welches Obst außer Äpfeln und Birnen wächst schon in Deutschland? Tatsächlich nicht sehr viel, meint man, wenn man an exotische Alternativen wie Orangen, Bananen und Mangos denkt. Aber auch hier gibt es eine große Auswahl, dazu später mehr. Allerdings wächst Obst in Deutschland fast nur in den Sommermonaten. Wenn wir über Gemüse reden, sieht die Welt schon anders aus: Die Auswahl an deutschem Gemüse ist ganzjährig ziemlich hoch.

Bei verarbeiteten Lebensmitteln ist es mit der Regionalität etwas komplizierter. Produkte wie der vorhin erwähnte Schwarzwälder Schinken haben oft schon viele Kilometer auf dem Tacho. Das Fleisch stammt nur zu 10 Prozent aus Baden-Württemberg.[15] Lediglich das Räuchern im Schwarzwald ist für die Bezeichnung ausschlaggebend.[16] Auch bei vielen anderen Lebensmitteln erhöhen einzelne Produktionsschritte die Transportkilometer. Wir sollten uns daher genau informieren, ob die als regional angepriesenen Lebensmittel auch wirklich aus der Region kommen.

Bezugsquellen: Hofläden, Wochenmärkte und Obst-/Gemüsekisten

Vielleicht bist du in der glücklichen Lage, dass du in der Familie, im Freundeskreis, unter Kollegen oder Bekannten Kontakte zu **Bauern** hast. Wenn du über diese Gemüse, Eier oder Fleisch beziehen kannst, solltest du diese Möglichkeit nutzen. So tust du nicht nur dir und deiner Gesundheit einen Gefallen, sondern auch unserer heimischen Wirtschaft.

Frische und regionale Lebensmittel findest du ansonsten auch auf **Wochenmärkten**. Am besten suchst du online nach deiner Stadt und »Wochenmarkt«. Wenn du in einer ländlichen Region wohnst, gibt es bestimmt Märkte in der nächstgrößeren Stadt. Manche Märkte finden am Wochenende statt. So hast du auch dann eine Chance, wenn du unter der Woche keine Zeit zum Einkaufen hast. Probiere es wirklich mal aus: Über den Markt zu schlendern und einzukaufen macht mehr Spaß, als im Discounter zwischen Menschenmassen die letzten Reste zusammenzukratzen.

Hofläden sind eine weitere Anlaufstelle. Manche Läden bieten auch einen Lieferdienst in Form einer **Obst-/Gemüsekiste** an.

Wenn eine Kiste für dich allein zu viel ist (weil du die Menge an Gemüse nicht selbst verzehren kannst oder die Versandkosten den Warenwert übersteigen), kannst du dich mit Nachbarn, Freunden oder Mitbewohnern zusammentun.

Jasmin abonnierte eine Zeit lang eine Obst-/Gemüsekiste, die jede Woche an einem festen Wochentag mit einer Auswahl an saisonalem Gemüse an die Haustür geliefert wurde. Sie konnte gezielt Obst und Gemüse bestellen oder sich eine Überraschungskiste zusammenstellen lassen. Die Lieferung in ein bestimmtes Stadtgebiet war nur einmal pro Woche möglich, weshalb automatisch ein Rhythmus vorgegeben war, der gleichzeitig Entscheidungen (wann, was, wie einkaufen) ersparte. Durch die Überraschungskiste lernte Jasmin zudem neue Sorten wie Pastinaken und Sellerie kennen und erfuhr mehr darüber, welche Gemüsesorten wann geerntet werden. Das wiederum bringt uns zum Thema Saisonalität.

Saisonal einkaufen

Die Argumente, die für den Kauf regionaler Lebensmittel sprechen, gelten auch für saisonale Produkte, denn regional bedeutet automatisch saisonal. Saisonal heißt: Eine Pflanze, Knolle oder Schote wächst *jetzt* bzw. wird gerade geerntet.

Damit du eine Vorstellung davon erhältst, was in Deutschland zu welcher Jahreszeit wächst, hier ein paar Beispiele zu Gemüse: Von Juli bis September werden Auberginen, Artischocken, Erbsen, Fenchel, Gurken, Rettich, Kohlrabi, Rucola, Spitzkohl, Zucchini und Sellerie geerntet. In den Wintermonaten gibt es Chicorée, Chinakohl, Feldsalat, Grünkohl, Porree/Lauch oder Rosenkohl aus heimischem Anbau.

Obst wird leider überwiegend importiert, obwohl dies teilweise weniger klimaschädlich ist, als wenn Obst monatelang in Kühlhäusern lagert.[17] Aus heimischem Anbau können wir uns jedoch über Äpfel, Birnen, Pflaumen, Aprikosen und Pfirsiche sowie eine Auswahl an Beeren freuen: Erdbeeren, Brombeeren, Himbeeren, Stachel-, Preisel-, Johannis- und Heidelbeeren. Um zu wissen, was wann wächst bzw. geerntet wird, kannst du dich mithilfe eines Saisonkalenders informieren. Jasmin verwendet den folgenden Kalender: www.healthyhabits.de/saisonkalender

Würden wir uns auf regionales Obst festlegen, könnten wir nie Ananas, Melonen, Orangen oder Kiwis essen. Wäre das schlimm oder ungesund? Die Chinesen sagen: nein.

Exkurs: Regionales Gemüse in der traditionellen chinesischen Medizin

Jasmin neigt zu kalten Füßen und einer laufenden Nase. Daher empfahl ihr ihre Nachbarin, eine Expertin für Shiatsu und traditionelle chinesische Medizin (TCM), ihre Ernährung umzustellen. Eine ausführliche Erklärung des TCM-Ansatzes würde zu weit führen, doch ein paar Gedanken unterstützen unsere Argumentation für saisonales Essen. Die TCM befürwortet regionale und saisonale Lebensmittel, da diese Produkte nicht umsonst *hier* wachsen und *für uns gemacht* sind. Sie haben sich an unser Klima angepasst.

Zwei Beispiele dafür sind Kohl und Rüben. Sie wurden früher als Nahrungsmittel angebaut, die uns durch den Winter bringen sollten. Steckrüben waren in Notzeiten die letzte Nahrungsreserve. Heute sind sie eher ein Futtermittel, zum Beispiel für Kaninchen. Auch Kohl ist vielleicht kein *sexy* Gemüse, aber vielseitig: Mit Blumenkohl, Brokkoli, Chinakohl, Grünkohl, Rosenkohl, Rotkohl, Weißkohl, Wirsing – um nur einige Sorten zu nennen – kannst du viele Gerichte zaubern.

Ein Gegenbeispiel zu Kohl sind Tropenfrüchte: Orangen-Saison ist bei uns im Winter, aber ihre Heimat liegt in einer anderen Klimazone. Dort ist es zu dieser Zeit heiß – nicht kalt wie bei uns. Zitrusfrüchte haben einen hohen Wasseranteil und werden laut TCM daher als nass und kühlend angesehen. Das sollten Frostbeulen mit Schnupfnase im Winter folglich vermeiden, da sie ohnehin zur Nässe neigen.

Statt des Chicorée-Salates mit Bananen, Orangen und Äpfeln aß Jasmin auf diesen Rat hin im Winter öfter Kohl und anderes Wintergemüse. Es half tatsächlich! Sie fror weniger und auch die Nase triefte etwas seltener als sonst.

Healthy Habit: Regionale und saisonale Lebensmittel einkaufen

Baue Widerstände auf bzw. ab

Wenn du nicht weißt, welche Frucht wann Saison hat, lade dir einen Saisonkalender herunter und hänge ihn an deinen Kühlschrank oder einen ähnlich sichtbaren Ort. Kaufe überwiegend regionale und saisonale Lebensmittel. Gehe dazu auf einen Wochenmarkt oder bestelle eine Obst-/Gemüsekiste. Suche dir dazu passende Kochrezepte. Erzähle deinem Partner, deiner Familie und deinen Freunden von deinem Vorhaben. Versucht gemeinsam öfter das zu essen, was in der Region erhältlich ist.

Fang jetzt an

Achte beim nächsten Einkauf auf Hinweise zur Herkunft der Produkte! Entscheide dich öfter für heimische Waren.

Erstelle Regeln

Du kannst nicht alle Produkte des täglichen Bedarfs aus der Region beziehen. Lege dich aber auf einige Produktgruppen fest, wie zum Beispiel Eier, Fleisch und Gemüse.

Dokumentiere den Erfolg

In einem Ernährungstagebuch kannst du dokumentieren, was du wann gegessen hast. So erhältst du einen Überblick über den Anteil von regionalen gegenüber überregionalen oder gar exotischen Lebensmitteln.

Alternativen

Wenn du keine Produkte aus deiner Region findest, entscheide dich wenigstens für deutsche Produkte.

Die Bio-Frage

Wir zählen uns nicht zu den vehementen Bio-Verfechtern. Wir glauben nicht daran, dass es automatisch besser ist, wenn auf dem Produkt der Wahl ein Bio-Siegel klebt. Es fällt uns schwer, die Vorteile von *bio* zu beurteilen. Gut ist, dass der Bio-Anbau Pestizide vermeidet. Doch wir bezweifeln den ökologischen Sinn von Bio-Obst, wenn es um die halbe Welt gereist ist. Die ecuadorianischen Bio-Bananen liegen dann in Plastikfolie eingepackt bei uns im Regal und hoffen darauf, dass wir Verbraucher den Transport-Aufpreis zu zahlen bereit sind. Außerdem garantieren die Bio-Anforderungen in der Tierhaltung den Tieren nicht automatisch ein würdiges Leben und Sterben.

Ist es nicht der puristischste Bio-Ansatz, im Winter kein Obst zu essen oder wenigstens nur Äpfel und Birnen, die durch Keller- (nicht Kühlhaus-)Lagerung noch frisch sind? Bedeutet bio nicht auch, weniger Essen wegzuwerfen, Transportkilometer einzusparen und Eier vom benachbarten Bauernhof zu holen? Das entscheidest du für dich selbst. Wir möchten keine Weltverbesserer sein. Die Herkunft unserer Lebensmittel sollte uns aber nicht egal sein. Wir können als Einzelperson vielleicht nicht die Welt verändern, aber zumindest für uns selbst eine sinnvolle Entscheidung treffen.

Fleisch bewusster konsumieren

2011 lasen wir, Patrick und Jasmin, beide unabhängig voneinander das Buch »Tiere essen« von Jonathan Safran Foer. Eine Freundin hatte uns vorher prophezeit, dass wir danach kein Fleisch und keinen Fisch mehr essen würden. Sie sollte recht behalten, denn schon 80 Seiten später fasste Jasmin den Entschluss, Vegetarierin zu werden, und lebt seitdem zu 99 Prozent vegetarisch. Patrick aß ebenfalls einige Zeit lang weder Fleisch noch Fisch.

Wir empfehlen jedem, das Buch zu lesen. Anschließend kannst du selbst entscheiden, wie du dich ernähren möchtest. Du kannst es mit Fleisch selbstverständlich halten, wie du möchtest, aber »es lieber nicht wissen zu wollen« macht eine bewusste Entscheidung unmöglich. Doch lass uns kurz die Beweggründe erklären, warum wir weitgehend auf Fleisch und Fisch verzichten.

Warum auf Fleisch verzichten?

Jasmin ist durch »Tiere essen« der Appetit auf Fleisch vergangen. Es ist nicht der Geschmack, sondern das Wissen, wie Fleisch in der Regel produziert wird. Sie isst daher nur noch drei- oder viermal im Jahr Fleisch. Nämlich dann, wenn sie genau weiß, wie es auf ihrem Teller gelandet ist – wo es herkommt und dass es nicht aus konventioneller Massentierhaltung stammt.

Natürlich wünschen wir uns alle, dass die Bedingungen für

die Tierhaltung noch so wären, wie wir sie uns in naiv-romantischen Träumen vorstellen: Der Bauer kennt seine Kühe beim Namen, hat einen hübschen sauberen Stall, melkt persönlich und streichelt seine Tiere in den (ewigen) Schlaf. Davon sind wir jedoch weit entfernt. Aber wir können zumindest versuchen, nur Fleisch von Tieren zu konsumieren, die unter lebenswürdigen Bedingungen gezüchtet wurden.

Wenn Jasmin Fleisch isst, stammt es meist vom Bauern Anton aus der Nachbarschaft ihrer Verwandtschaft. Seine Kühe stehen auf der Wiese nebenan. Sie werden nicht stundenlang voller Panik in einem Lkw zum Schlachthof gefahren, denn Anton schlachtet sie selbst. Ein Stück Rind von Anton ist ein Fest für die Sinne. Weil sie es so selten isst, ist der Geschmack für Jasmin etwas ganz Besonderes. Sie genießt es und würde nie einen halben Liter Soße oder Ketchup darüberkippen. Wäre es nicht schön, wenn wir alle Fleisch so zelebrieren würden?

Massentierhaltung und Billigfleisch

Du kannst dir sicher vorstellen, dass die Massentierhaltung von Rindern und Schweinen nicht gut sein kann. Zu viele Tiere werden auf engstem Raum eingepfercht. Sie werden mit genmanipuliertem Futter in Hochgeschwindigkeit gemästet. Daraufhin werden sie krank und mit Medikamenten vollgepumpt. Die stundenlange Fahrt zum Schlachtbetrieb ist qualvoll. Puten und Hühnern geht es auch nicht besser. Konventionelle Masthühner können nicht auf einer Stange sitzen. Ihr Mastgewicht lässt sie vornüberkippen. Sie können ihr eigenes Gewicht nicht halten, geschweige denn sich normal bewegen. Ihr Skelett ist zu weich, da sie in unnatürlichem Tempo hochgezüchtet werden. Gar nicht zu sprechen davon, dass sie in ihren Ställen gar keinen Platz haben, um sich zu bewegen. Diese kranken und gequälten Tiere landen später in unseren Mägen.

Ein solches Vorgehen beruht nicht etwa auf der Boshaftigkeit weniger Betriebe – nein, es ist die logische Folge von Wettbewerbsdruck und Preiskämpfen. Ein Kilogramm Fleisch darf im Discounter nur wenige Euro kosten. Den eigentlichen Preis zahlen wir jedoch, indem wir dieses minderwertige Fleisch essen. Denn Fleisch und Wurst werden häufig gestreckt, um die Preisschlacht weiterzutreiben. Der Wasseranteil in dem Fleisch aus der Kühltheke ist bekanntermaßen hoch. Vor allem bei Hackfleisch, Schinken und Bratwurst strecken die Hersteller bei der Fleischverarbeitung die Masse mit Wasser. Schließlich bezahlt der Kunde nach Gewicht.

Entgegen aller Klagen, dass Lebensmittel zu teuer seien, wirst du im internationalen Vergleich feststellen, dass wir hier in Deutschland Essen sehr günstig einkaufen. Fleisch ist viel zu billig, als dass wir es wertschätzen könnten. Der Journalist Dirk Steffens ermittelte in einem Selbstversuch den realistischen Preis für ein Huhn. Auf einem eigenen Hof zog er die Hühner ökologisch und artgerecht auf. Sein Hühnchen kostete im Endeffekt 25 Euro.[18] Das wäre der Preis, den wir für ein Huhn zahlen müssten, das ein würdiges Leben hatte. Wärst du dazu bereit?

Es geht auch ohne

Die Fleischlobby hat über Jahrzehnte ganze Arbeit geleistet. Selbst heute müssen sich Vegetarier immer noch anhören, dass Fleisch lebensnotwendig sei. Doch das ist es nicht. Es geht auch ohne Fleisch. Millionen Deutsche leben vegetarisch und sind im Durchschnitt gesünder. Es gibt viele Käsesorten, vegetarische Ersatzprodukte, Sojaalternativen und natürlich gesundes Gemüse, sodass wir kein Fleisch brauchen, um satt zu werden. Auch die Nährstoffe aus Fleisch und Fisch benötigen wir nicht. Sie sind alle mehr als ausreichend in pflanzlichen Lebensmitteln enthalten. Eine vegetarische Ernährung ist zudem oft abwechslungsreicher als die der »Fleischfresser«. Jasmin ist das beste Beispiel: Sie hat seit 2011 nur wenige Male im Jahr Fleisch und dadurch vielseitiger gegessen und viele Rezepte ausprobiert, die sie vorher nicht kannte.

Vegetarier zu sein heißt nicht, zum verbohrten Öko-Freak zu werden. Wir wollen niemanden bekehren. Vielmehr wollen wir darauf aufmerksam machen, welche Hintergründe und Folgen unser Fleischkonsum hat. Wenn dich das Thema interessiert, findest du zum Beispiel auf www.healthyhabits.de/vegetarismus eine Abhandlung zu Vegetarismus von Prof. Dr. Claus Leitzmann und Dr. Markus Keller.

Qualität statt Quantität

Momentan steigt der weltweite Fleischkonsum in rasantem Tempo an. Immer mehr Menschen können und wollen sich Fleisch leisten, was den Druck erhöht, in kürzerer Zeit noch größere Mengen zu produzieren. Diese Situation verschlechtert die Lebensbedingungen für Tiere zunehmend.

Würden wir Fleisch bewusster konsumieren, wäre sowohl den Tieren als auch uns geholfen. Bewusst Fleisch zu essen bedeutet, dass wir nicht gedankenlos Wurstbrötchen, Bratwürste, Döner und Steaks verdrücken. Fleisch sollte wieder zum Genussprodukt, zu einer Ausnahme, werden. Denn industriell produziertes Fleisch wird nie an die Qualität von Antons Fleisch herankommen. Und es wäre zumindest ein Anfang, wenn wir respektieren würden, welche Ressourcen nötig sind, um eine Currywurst zu erzeugen. Apropos Currywurst: Wir finden, besonders bei Fleisch sollte Ursprünglichkeit zählen. Erkennst du bei Chicken Nuggets noch, woher das Fleisch stammt? Glaubst du, es gibt ein Dönertier? Wie hoch kann aus Ernährungsperspektive der Mehrwert für uns sein, wenn das Fleisch, das wir essen, gehäckselt, zu Tode gewürzt, gepresst und für die Ewigkeit konserviert wurde?

Eine ursprünglichere Form würde unser Bewusstsein für die Qualität und den Wert des Stücks Fleisch erhöhen. Wir würden öfter registrieren, dass wir (schon wieder) Fleisch essen. Um es bewusster zu konsumieren, richte deine Aufmerksamkeit darauf, wie oft du Fleisch oder Wurst isst. Es könnte schon eine Herausforderung sein, dich auf einmal pro Tag zu beschränken.

Erkundige dich bei einem Fleischer in deiner Umgebung. Er kennt hoffentlich den Betrieb, aus dem die Tiere stammen und in dem sie geschlachtet werden. Gibt es Bauernhöfe in deiner Umgebung, wo du Fleisch von Tieren kaufen kannst, die ein würdiges Leben hatten?

Wie sieht es mit Bio-Fleisch aus? Hinsichtlich der Tierhaltung gibt es ein paar Vorteile. Tiere aus Bio-Höfen werden älter, da sie nicht so schnell aufgezogen und gemästet werden. Des Weiteren dürfen Bio-Bauern nur natürliche Dünger und Pflanzenschutzmittel für die Futterpflanzen verwenden und greifen angeblich nur selten auf Antibiotika zur Behandlung der Tiere zurück. Eine artgerechte und würdige Haltung garantiert das Bio-Siegel allerdings nicht.

Wenn du wissen möchtest, woran du eine hohe Qualität bei Fleisch erkennst, hilft dir der Ratgeber des TÜV SÜD weiter.[19]

Ist Fisch die bessere Wahl?

Vielleicht hast du dich schon gefragt, wie es mit Fisch aussieht. Lies »Tiere essen« und dir wird auch der Appetit auf Fisch genommen, da der Autor die fragwürdigen Zucht- und Fangmethoden detailliert beschreibt. Laut Greenpeace haben wir innerhalb weniger Jahrzehnte bis zu 80 Prozent der globalen Fischbestände dezimiert.[20] Diese Überfischung führt zu Ungleichgewichten in der Unterwasserwelt.

Die Alternative zum Überfischen der Meere ist die Aufzucht von Fischen. Dabei handelt es sich jedoch letztendlich nur um eine besondere Form der Massentierhaltung. In künstlichen Teichen werden Fische gemästet, während sie in einer Suppe aus Exkrementen und Medikamenten schwimmen. Das ist weder für die Tiere gesund – noch für dich am Ende der Nahrungskette. Nein, auch Fisch kann Jasmin nicht mehr essen. Es sei denn, sie weiß genau, dass er in einem sauberen Teich, See oder Fluss und nicht in einem Chemiecocktail gelebt hat.

Für die Umwelt und für deine Gesundheit wäre ein bewussterer Konsum sicherlich ebenfalls angebracht. Wenn du auf Fisch aber nicht ganz verzichten möchtest, kannst du dich anhand des WWF-Einkaufsratgebers orientieren.[21]

Healthy Habit: Fleisch und Fisch bewusst konsumieren

Baue Widerstände auf bzw. ab

Um weniger Fleisch zu essen, brauchst du dich nur über Massentierhaltung zu informieren. Lies Bücher dazu oder sieh dir Dokumentationen im Fernsehen an. Erkläre auch deiner Familie und deinen Freunden dein Warum, damit sie dich und deine Ernährungsgewohnheiten verstehen.

Kaufe bewusst vegetarisch ein und mache Fleischkonsum zur Ausnahme!

Fang jetzt an

Versuche, heute kein Fleisch (mehr) zu essen! Du wirst merken, dass du auch ohne satt wirst.

Erstelle Regeln

Gehe eine Vereinbarung mit dir selbst ein, ob und wie oft du Fleisch essen willst. Halte sie auf einem Zettel fest und platziere ihn sichtbar an deinem Kühlschrank!

Kommuniziere die Regeln in deiner Partnerschaft bzw. Familie, damit du dich zusätzlich verpflichtet fühlst.

Dokumentiere den Erfolg

Führe ein Ernährungstagebuch, um dir vor Augen zu führen, wie du deinen Fleischkonsum reduzierst. Lade dir unsere Healthy-Habits-Checkliste herunter und trage Fleisch als Anti-Habit ein. Hake jeden geschafften Tag ab!

Alternativen

Vegetarische Würstchen oder Bratlinge sind zwar stark verarbeitete Lebensmittel, können aber den Appetit auf Fleisch befriedigen. Idealerweise suchst du dir Rezepte für selbst gemachte vegetarische Bratlinge! Tofu-Bolognese und Chili con Tofu schmecken fast wie das Original, da die Konsistenz sehr ähnlich ist.

Besser trinken

Ein Drittel unseres Zuckerkonsums stammt allein aus dem, was wir trinken.[8] Das sind etwa 135 Kalorien, die wir jeden Tag über zuckerhaltige Getränke aufnehmen.[22] In einem Jahr macht das 49 275 Kalorien – oder umgerechnet ca. 7 Kilogramm Körperfett.[23] Würden wir solche Getränke vermeiden, könnten wir entweder mehr essen oder würden das entsprechende Körperfett gar nicht erst ansetzen.

Unseren Zuckerkonsum zu reduzieren funktioniert am besten über die Getränke. Keinen Zucker mehr zu trinken würde für die meisten Menschen schon genügen, um nicht weiter zuzunehmen oder um Gewicht zu verlieren. Aber es geht nicht nur um Übergewicht. Was im Supermarktregal an Getränken steht, ist nicht nur zuckerhaltig, sondern auch stark verarbeitet und damit das Gegenteil von einem echten Lebensmittel.

In einem gewöhnlichen Geschäft können wir heute aus Hunderten Getränken auswählen. Wir sind im Schlaraffenland bestehend aus Limonaden, Fruchtsäften, Eistees, Sirups, Milchshakes, Energydrinks, Kaffee-Mix-Getränken, Alkoholika und Wasser mit verschiedenen künstlichen Geschmacksrichtungen. Eigentlich verrückt, wenn wir uns vor Augen halten, dass unser Körper nur ein Getränk braucht: einfaches Wasser. Alles andere sind unnötige oder gar schädliche Zusätze. Mit Wasser ist die Menschheit über Millionen von Jahren zurechtgekommen, doch nun haben wir es geschafft, ohne es auszukommen. Wir können praktisch unseren Flüssigkeitshaushalt auffüllen, ohne auch nur ein Glas Wasser zu trinken. Wir müssen uns schon fast dazu zwingen, weil wir so viele andere Alternativen haben, die nicht gut für uns sind.

Besser trinken heißt Wasser trinken

Wasser ist das wichtigste aller Lebensmittel. Es ist das ultimative echte Lebensmittel. Trotzdem ist es schon lange nicht mehr der Durstlöscher Nummer eins. Dabei hat es viele Vorteile:

○ **Wasser ist günstig.** Im Supermarkt ist es schon preiswert, aber noch viel billiger kommt es aus der Leitung. In Deutschland ist Leitungswasser das am strengsten kontrollierte Lebensmittel überhaupt. Die erlaubten Schadstoffgrenzen sind geringer als bei anderen Lebensmitteln. Auch wenn sich viele Menschen immer noch schwer damit tun, können wir es – insofern wir nicht in einem Haus mit alten Bleileitungen wohnen – bedenkenlos trinken. Im Zweifel ist Wasser aus der Plastikflasche schädlicher (für dich und die Umwelt).
○ **Wasser ist bei uns immer und überall verfügbar.** Egal, wo wir sind, wir können stets darauf zugreifen. Wenn wir es aus der Leitung trinken, müssen wir nicht einmal die Kisten nach Hause schleppen. Es wird uns bis zum Wasserhahn geliefert.
○ **Wasser hat keine Kalorien.** Wir können so viel Wasser trinken, wie wir wollen. Wir nehmen keine Kalorien zu uns. Im Gegensatz zu vermeintlichen Diätgetränken macht Wasser uns nicht hungriger.
○ **Wasser füllt den Magen.** Ein kleines Hungergefühl können wir mit einem Glas Wasser vorübergehend stillen und wenn wir vor oder während des Essens Wasser trinken, sind wir

schneller satt. Lösliche Ballaststoffe in (echten) Lebensmitteln quellen im Wasser auf, sodass sie den Magen füllen.

- ○ **Wasser schont die Zähne.** Mit keinem anderen Getränk kommen unsere Zähne so gut zurecht wie mit Wasser.
- ○ **Wasser hilft bei Verdauungsbeschwerden.** Wenn wir es nicht gerade mit Kohlensäure versetzt trinken, verhindert es Blähungen.
- ○ **Wasser löscht den Durst wirklich** – im Gegensatz zu zuckerhaltigen Getränken, von denen wir nur immer noch mehr trinken wollen.

Du siehst: Es gibt kein einziges Argument, das gegen Wasser spricht. Egal, welchem Ernährungsratgeber du Glauben schenkst oder welcher Ernährungsphilosophie du anhängst: Wasser ist mit allem vereinbar. Trotzdem trinken wir so viele andere Getränke, weil sie süßer sind. Tu dir selbst einen Gefallen und trinke mehr Wasser. Wenn du bisher hauptsächlich Limonaden, Säfte oder Eistee trinkst, ist der Schritt zum Wasser der wichtigste auf dem Weg zu einer gesunden Ernährung. Du kannst ihn sofort einschlagen und dir genau jetzt ein Glas Wasser einschenken.

Falls du glaubst, du bräuchtest deine Cola oder deinen Fruchtsaft, um dich gut zu fühlen: Nein, die brauchst du nicht. Das ist eine erlernte Sucht, sonst nichts. Dein Körper will den Zucker haben, doch das kannst du ihm abgewöhnen. Was du wirklich benötigst, ist Wasser. Probiere die Umstellung aus. Nach einer Weile wirst du merken, wie erfrischend ein Glas Wasser ist und wie gut es schmecken kann, wenn du durstig bist.

Gehört hast du das vermutlich schon häufiger. Hat es dich dennoch nicht bewegt, etwas zu ändern? Das könnte daran liegen, dass die meisten Ratgeber genau hier aufhören, Tipps zu erteilen. Lass uns deshalb nun darüber sprechen, wie du es dir zur Gewohnheit machen kannst, mehr Wasser zu trinken.

Healthy Habit: Wasser trinken

Baue Widerstände auf bzw. ab

Ist dir Wasser zu langweilig? Dann mach es schmackhafter. Besorge dir ein besonderes Wasser, das du aus Restaurantbesuchen etc. kennst. Du kannst das Leitungswasser aber auch aufpeppen: Limette, Zitrone oder auch Rosmarin oder Himbeeren. Das macht nicht nur optisch was her, sondern schmeckt auch noch super!

Falls du dem Leitungswasser nicht traust oder in deinem Haus noch Bleirohre verlegt sind, dann kauf dir einen Wasserfilter. Alternativ kannst du auch Flaschenwasser kaufen. Steck dir immer eine Flasche Wasser ein, wenn du unterwegs bist. Im Büro kannst du dir vorsorglich ein Glas Wasser an deinen Arbeitsplatz stellen. Zu Hause kannst du eine Karaffe vorbereiten.

Dich zum Wassertrinken zu motivieren ist eine Sache. Aber irgendetwas trinkst du ja so oder so. Wenn du kein Wasser trinkst, dann ist es etwas weniger Gesundes. Dagegen solltest du deine Widerstände erhöhen! Sorge dafür, dass du keine anderen Getränke in deinem Haushalt hast. Weihe auch dein Umfeld ein, indem du deinen Mitmenschen von deinem Vorhaben erzählst, hauptsächlich Wasser zu trinken. Das wird dich in schwachen Momenten davon abhalten, eine Limonade anzurühren.

Fang jetzt an

Hole dir jetzt ein Glas Wasser!

Definiere Auslösereize

Überlege, wann du üblicherweise etwas trinkst. Was ist der Auslöser dafür, dass du zu einem Getränk greifst? Trinkst du vielleicht etwas, nachdem du morgens aufgestanden bist? Trinkst du etwas zum Frühstück, zum Mittagessen, wenn du am Computer sitzt, wenn du vom Sport kommst oder wenn du fernsiehst? Diese Auslösereize bestehen bereits, da du (natürlich) jeden Tag etwas trinkst. Nun musst du sie nur noch für die bessere Gewohnheit nutzen und für diese Fälle immer ein Glas Wasser bereitstehen haben.

Erstelle einen Plan

Fast ausschließlich Wasser zu trinken, wäre die gesündeste Lösung. Aber wenn das für dich ein großer Schritt ist, dann fang kleiner an. Wie viel Wasser möchtest du trinken? Zunächst ein Glas am Tag? Oder zwei? Überlege dir, was für dich gut machbar ist, sodass die Gewohnheit nicht zur Qual wird. Dein Ziel erhöhen kannst du später immer noch.

Erstelle konkrete Regeln

Wir möchten nicht dafür werben, nur noch Wasser zu trinken. Das machen wir schließlich selbst nicht! Wir gönnen uns Ausnahmen, wissen aber, dass jede Ausnahme die eigene Konsequenz erschwert. Daher hilft es uns, konkrete Regeln aufzustellen, an denen wir uns orientieren können, so müssen wir uns nicht in jeder Situation erneut entscheiden. Patricks Regeln sehen beispielsweise so aus:

○ ausnahmslos keine Limonade, Eistee, Energydrinks und Milchshakes
○ keine Fruchtsäfte; aber wenn er einen angeboten bekommt, trinkt er ein Glas
○ Bier oder Mixgetränke sind abends in Begleitung in Ordnung
○ ein Glas Wein ist abends auch allein erlaubt
○ Kaffee und Tee sind jederzeit in Ordnung, allerdings ohne Zucker und ohne Zuckerersatz

Wenn du deinen Plan und deine Regeln formuliert hast, triff eine Vereinbarung mit dir selbst. Falls dir das nicht reicht, dann formuliere sie besser schriftlich.

Die Alternativen: Tee, Kaffee, Wein

Irgendwann hat auch der größte Wasserfan keine Lust mehr auf
Wasser. Vor allem im Winter fällt es uns schwerer, überwiegend
Wasser zu trinken. Dann greifen wir gern auf Tee zurück. Um
der Zuckerfalle zu entgehen, trinke ihn ungesüßt. Investiere lieber in etwas hochwertigeren Tee als in einen Löffel Zucker. Dann
hast du auch mehr Geschmack.

Aus Tee kannst du auch Eistee machen – allerdings ohne den
Zucker, den du vom abgepackten Eistee kennst. Gib einfach ein
paar echte Früchte hinzu. Wenn du vom Zucker erst mal los bist,
wirst du die Fruchtsüße schmecken.

Auch Kaffee kann eine willkommene Abwechslung sein. und
ihm wird, in Maßen getrunken, sogar eine gesundheitsfördernde
Wirkung nachgesagt. Doch er kann auch süchtig machen, daher
sollte es bei wenigen Tassen bleiben. Trinke deinen Kaffee ohne
Zucker und ohne Zuckerersatz. Falls du ihn ungesüßt nicht er-
trägst, warum trinkst du ihn dann? Versuche es mal mit hoch-
wertigerem Kaffee. Eine leicht süße Note kannst du deinem Kaffee übrigens mit einer Prise Zimt verleihen.

Wir wollen nicht zum Alkoholkonsum aufrufen, doch in kleinen Mengen soll auch er gesund sein – gesünder sogar, als keinen Alkohol zu trinken. Vor allem ein Glas Rotwein täglich ver-

ringert angeblich das Risiko für Herzerkrankungen. Wein kann einer Mahlzeit die besondere Note verleihen und sie zu einem noch genussvolleren Erlebnis machen.

Mahlzeiten selber zubereiten

Viele von uns haben es verlernt zu kochen, weil wir keine Zeit oder keine Lust haben. Dabei ist eine selbst zubereitete Mahlzeit immer gesünder als Fast Food oder ein Teilchen vom Bäcker. In diesem Kapitel erfährst du, warum du öfter kochen solltest und wie du damit anfangen kannst, wenn du es bisher kaum oder nie getan hast.

Warum selber kochen?

Ein paar Nudeln zu kochen ist keine hohe kulinarische Kunst. Trotzdem ist es besser, als eine Brezel in den Ofen zu schieben oder ein Stück Kuchen vom Bäcker zu holen. Vielleicht hast du bisher noch nie gekocht und siehst auch keinen Grund dazu. Dann hoffen wir, dich zum ersten Schritt zu bewegen. Wenn du schon ab und zu den Kochlöffel schwingst, erfährst du hier, warum du es noch öfter tun solltest.

Selber gemacht schmeckt gut

Erfahrungsgemäß schmeckt uns selbst gekochtes Essen, auch wenn wir keine Profiköche sind. Das hängt mit unserem Streben nach kognitiver Konsistenz zusammen. Wir wollen Widersprüche vermeiden und streben danach, dass die Dinge, die wir sehen, mehr oder weniger unseren Erwartungen entsprechen. Wenn wir schon eine Stunde lang Gemüse geschnippelt, Tränen wegen der Zwiebel vergossen und noch mal eine halbe Stunde am Herd gestanden haben, *muss* es doch schmecken. Sonst wäre alles umsonst gewesen! Wir haben beim Selbermachen Mühe und Zeit investiert und damit steigt die Wahrscheinlichkeit, dass wir den Geschmack mögen.

Wenn wir mit einer Backmischung einen Kuchen zusammenrühren, sparen wir Zeit. Aber Unternehmen wie Dr. Oetker nutzen auch unser gutes Gefühl, etwas selber gemacht zu haben – selbst wenn eine Backmischung mit vergleichsweise wenig Arbeit verbunden ist. Beim Probieren wird es uns höchstwahrscheinlich gut schmecken. Es ist schließlich selbst gemacht und gehaltvoll, also aufgrund der Zutaten zum guten Geschmack verdammt. Wem werden wir das zuschreiben? Sicher uns selbst, aber auch der Marke Dr. Oetker.

Du wirst satter

Satt zu werden hat nicht nur mit der Menge des Essens oder den Kalorien zu tun. Hast du schon mal festgestellt, dass du nach einem belegten Brötchen vom Bäcker und einer Apfeltasche noch genauso viel Hunger hattest wie vorher? Ging dir das nach einer Mahlzeit bei Oma oder im Restaurant auch so? Wahrscheinlich nicht. Das liegt am Genusserlebnis. Der Aufwand des Zubereitens, die Dauer der Mahlzeit, die Optik des Tellers (das Auge isst mit) und die soziale Komponente spielen eine wichtige Rolle. Zwar kannst du dich auch an einer gekochten Mahlzeit überessen, unserer Erfahrung nach passiert das aber seltener als in Momenten, in denen du vorm Laptop oder Fernseher ein Fertiggericht verdrückst.

Du fühlst dich in Gemeinschaft besser

Uns geht es so, dass wir uns eher zum Kochen motivieren können, wenn wir für jemand anderen etwas zubereiten. Es *lohnt* sich gefühlt mehr. Gleichzeitig machen wir jemandem eine Freude und ernten dafür Anerkennung. Auch das stillt einen gewissen Hunger. Wir geben uns mehr Mühe beim Würzen, Anrichten und Tischdecken. Dies wird von unseren Gästen meistens honoriert. Ein selbst gekochtes Dinner gibt uns daher eine Art von Befriedigung und macht uns glücklich.

Du lebst gesünder

Koche lieber selbst etwas, als Fast Food zu essen! Bei Fast Food denkst du vielleicht an Hamburger und Pommes, aber auch Backwaren, Döner und Fertiggerichte für die Mikrowelle zählen dazu. Über die ungünstige Zusammensetzung hast du in diesem Buch schon gelesen. Sie sind ab und zu okay, jedoch keine Dauerlösung – und *ab und zu* fällt dir vielleicht schwerer als *nie*. Und wenn du dir als Alternative jeden Tag Nudeln mit einer Fertigsoße oder Ketchup machst, ist das auch keine besonders ausgewogene Ernährung. Wir werden dir in diesem Buch deshalb Anregungen geben, wie du mit wenig Aufwand ein reichhaltiges Essen zauberst, das dich sättigt und gesund ist. Vielleicht geht es dir irgendwann wie uns, dass du Fertiggerichte aus der Tiefkühltruhe gar nicht mehr kaufen willst.

Es ist klar, dass du dir nicht jeden Tag mehrere Stunden zum Kochen freihalten kannst. Trotzdem sollte dir eine ausgewogene Ernährung wichtig sein und damit zu einer Routine werden, die deine Gesundheit fördert.

Du wirst weniger frieren

Im Abschnitt »Frische, regionale und saisonale Lebensmittel« hast du bereits über den Ansatz der traditionellen chinesischen Medizin gelesen. Jasmins Nachbarin empfahl ihr nicht nur regionale und saisonale Lebensmittel, sondern auch warmes Essen. Kalte Nahrung muss dein Körper erst erwärmen. Dafür braucht er Energie, die er nicht zeitgleich zum Heizen des Körpers verwenden kann. Wenn wir kalt essen und gekühlte Getränke trinken, frieren wir noch mehr. Daher sind wärmende und trockene Lebensmittel vorteilhaft für den Energiehaushalt.

Statt einer Schüssel Müsli mit kalter Milch zum Frühstück empfehlen wir in Wasser aufgekochte Haferflocken (oder Quinoa). Dieser Brei wärmt von innen und hat den Vorteil, dass er ohne Milch auskommt. So hast du gleich ein tierisches Produkt gespart. Auch Sportler essen häufig Haferbrei. Das klingt zwar erst mal langweilig, du kannst ihn aber mit frischem Obst oder aufgetauten Tiefkühlbeeren, Zimt und Zucker, Marmelade oder Honig aufpeppen. Du wirst merken, dass eine liebevoll zubereitete Schüssel mit Haferbrei satter macht als Cornflakes oder ein Brötchen.

Um morgens Zeit zu sparen, kannst du den Haferbrei abends zubereiten und über Nacht in den Kühlschrank stellen. Dann erwärmst du ihn morgens noch kurz in der Mikrowelle oder im Topf oder isst ihn notfalls kalt. Zwar haben die Haferflocken dann keinen wärmenden Effekt mehr, sind aber immer noch sättigender als Brötchen oder Brot.

Mittags solltest du nach Möglichkeit ebenfalls eine vollwertige Mahlzeit zu dir nehmen. Abends ist im Winter noch ein weiteres warmes Gericht ratsam, zum Beispiel eine Suppe statt Salat. Konkrete Tipps für Frühstück, Mittagessen und Abendbrot folgen im Kapitel »Gesunde Mahlzeiten«.

Du wirst erfahrener und probierst mehr aus

Wir, Patrick und Jasmin, haben in den letzten Jahren deutlich mehr gekocht als früher. Dadurch trauen wir uns jetzt an kompliziertere Rezepte heran oder kochen sogar auch mal ohne Rezept. Wenn eine Zutat fehlt, wir Reste verwerten oder uns einfach mal ausprobieren wollen, ist Improvisation für uns die wahre Kunst.

Irgendwann wirst du Gelassenheit beim Kochen entwickeln. Du wirst öfter, spontaner und bereitwilliger dich und andere bekochen. Uns macht das Kochen mittlerweile richtig Spaß.

Du wirst Geld sparen

Eine Brezel für 60 Cent, ein belegtes Brötchen für 2 Euro oder ein Döner für 3 Euro sind preislich kaum zu unterbieten. Trotzdem kannst du auch günstig etwas Warmes und Gutes zubereiten. Dafür solltest du dich an saisonale Lebensmittel halten und vegetarisch essen.

Koche außerdem größere Portionen, sodass etwas zum Einfrieren und Aufbewahren übrig bleibt! Du kannst einen Eintopf mit Kohl und anderem Gemüse für nur ein paar Euro zubereiten und davon mehrmals essen.

Nudeln, Reis und Kartoffeln sind ebenfalls vergleichsweise günstig. Für Vegetarier sind diese Beilagen in Kombination mit Gemüse die halbe Miete. Vegetarische Ersatzprodukte wie Bratlinge oder Tofu sind nicht ganz billig, du brauchst sie aber auch nicht ständig.

TIPP: Bilde Koch- bzw. Mitbringgemeinschaften mit befreundeten Arbeitskollegen oder Freunden! So musst du nicht jeden Tag kochen, hast Abwechslung und profitierst von dem Erlebnis, jemanden zu bekochen und dafür Lob zu bekommen (mehr dazu im Abschnitt »Mittagessen«).

Die Grundausstattung

Wenn du künftig mehr kochen willst, brauchst du eine Grundausstattung, um nicht beim ersten Anflug von Motivation vor
technisch unmöglichen Aufgaben zu stehen. Zunächst gehen wir
eine Liste mit Geschirr durch, das du brauchst. Wir beschränken
uns auf das Nötigste, doch ein paar Dinge sind nun mal notwendig und erleichtern dir das Leben, wenn du künftig zum Essen
einladen möchtest. Je besser du ausgestattet bist, desto schneller
ist so manches Rezept gekocht und umso motivierter bist du für
das nächste Mal.

Geschirr-Grundausstattung

○ große, flache Teller (für selbst gekochte und liebevoll ange-
richtete Mahlzeiten)

○ tiefe Teller (für Suppen und Eintöpfe)

○ kleine Schüsseln (für Haferbrei oder Salatportionen)

○ ein bis zwei große Schüsseln (für Salat, zum Teigrühren)

○ normale Wassergläser

○ Tassen (für Tee, Kaffee)

Nice-to-have: kleine, flache Teller (für kleine Mahlzeiten und
Snacks); flache, kleine Gläser (für Desserts); Weingläser (auch
für Desserts geeignet); Sektgläser (für den Empfang); Eierbecher
(alternativ: Schnapsgläser)

Besteck-Grundausstattung

○ großes, scharfes Messer (für Gemüse, Fleisch, notfalls Brot)

○ kleines, scharfes Messer (für Obst oder Ingwer)

○ Brotmesser mit Säge

○ Messer, Gabeln, Esslöffel, Teelöffel (zum Essen)

○ Suppenkelle (zum Schöpfen)

○ Pfannenwender (zum Braten und Pfannkuchen-Wenden)

○ Kartoffelschäler (zum Schälen von Kartoffeln, Mango)

○ Schneebesen (zum Rühren von Soßen, Pfannkuchenteig)

Nice-to-have: Schleifstein (zum Messerschärfen); Pinsel (zum Bestreichen von Blätterteig mit Eigelb, der Auflaufform mit Öl oder für die Kuchenglasur); Salatbesteck (große Löffel gehen auch)

Geräte-Grundausstattung

○ Ofen

○ Herd

○ Rührgerät (für einen Teig)

○ Pürierstab (für eine Suppe)

○ Wasserkocher (für Tee oder Brühe)

Nice-to-have: (Stand-)Mixer (für Smoothies); Küchenwaage (zum Abwiegen von Zutaten); Toaster (für nicht mehr ganz frisches Brot)

117

Kochutensilien-Grundausstattung

○ drei Töpfe mit Deckel in verschiedenen Größen (klein, mittel, Suppentopf)

○ eine kleine und eine große beschichtete Pfanne

○ Auflaufform

○ ein großes Schneidebrett (zum Obst-, Gemüse-, Fleisch- und Brotschneiden)

○ Messbecher (wenn du nicht recherchieren willst, wie viele Milliliter ein Esslöffel hat)

Gewürz-Grundausstattung

○ Butter (ja, gehört laut Definition von Gewürz dazu!)

○ Honig (ja, der auch!)

○ Salz

○ Pfeffer

○ Knoblauchzehen

○ Zwiebeln oder Schalotten

○ Basilikum

○ Rosmarin

○ Muskatnuss

○ Zucker (in geringen Mengen)

○ Öl zum Braten und Würzen

○ Essig

Gewürz-Grundausstattung

Kokosmilch (für Suppen); Lorbeerblätter (für Suppen und Ein-töpfe); Sojasoße (für asiatische Gerichte); Ingwer (frisch; für Tee oder Schärfe); Kreuzkümmel; Kakaopulver (als Topping für ein Dessert); Oregano (getrocknet), Paprika- und Currypulver

Lebensmittel-Grundausstattung

○ (Dinkel-/Vollkorn-)Mehl

○ (Vollkorn-)Nudeln

○ Kartoffeln

○ Möhren bzw. festes Gemüse der Saison wie Zucchini, Kohl etc.

○ (Natur-/Basmati-)Reis

○ Couscous

○ Passierte Tomaten

○ Sahne oder Frischkäse

○ Milch

○ (Geriebener) Käse

Kochen können?

Wir sind der Meinung, dass du Kochen nicht unbedingt *können* musst. Bis vor Kurzem waren auch wir der Ansicht, nicht kochen zu können. Das glaubten wir, weil wir es von niemandem expli-zit gelernt oder jemals Bücher dazu gelesen hatten. Doch mitt-lerweile haben wir festgestellt, dass Kochen lediglich erfordert, Lebensmittel richtig zu behandeln und nach einem sich wieder-holenden Schema zu kombinieren.

Mit Lebensmitteln richtig umzugehen heißt beispielsweise, sie nicht zu zerkochen. Um das zu vermeiden, brauchst du etwas Erfahrung. Die kannst du dir aneignen, indem du den Anweisungen im Rezept folgst oder einfach selbst rumprobierst. Nach und nach wirst du ein Gefühl für die richtigen Garzeiten und -temperaturen entwickeln. Daher geben wir im Folgenden nur ungefähre Angaben. Du kannst dann selbst testen, wie dir dein Essen am besten schmeckt. Auch für die richtige Dosierung benötigst du etwas Erfahrung. Anfangs richtest du dich nach einem Rezept, aber später weißt du selbst in etwa, welche Mengen wovon ausreichend sind. So kannst du irgendwann auch ohne Rezept kochen – das könnte ein Ziel sein, muss es aber nicht.

Es ist leichter, als du denkst. Die einfachsten Gerichte folgen immer wieder dem gleichen Schema: Eine Sättigungsbeilage wie Nudeln, Reis oder Kartoffeln wird mit Gemüse kombiniert, das in Gewürzen angebraten wird. Wem das Gemüse zu trocken ist, dem helfen passierte Tomaten, um beispielsweise eine Tomatensoße zuzubereiten. Sahne oder Milch sorgen für eine cremigere Soße. Je nach Geschmack kommt Käse dazu, denn Fett ist schließlich ein Geschmacksträger usw.

Wir bezeichnen solche Gerichte als *Quickies*, da sie sehr schnell zubereitet sind. Noch schneller geht es, wenn du das Gemüse mit in das Nudelwasser gibst – sofern sie einen ähnlichen Garpunkt haben wie die Nudeln. Käse, etwas Salz und Pfeffer drüber – fertig. So sparst du sogar noch die Pfanne. Ein absoluter Quickie, wenn auch nicht für jeden Tag!

Da du sicherlich nicht ständig Pasta essen willst, kannst du alternativ Reis, Kartoffeln, Quinoa, Bulgur, Couscous oder Ähnliches verwenden. Diese einfach kochen, Gemüse zusammen mit Zwiebeln oder Schalotten und Knoblauch anbraten, würzen, zusammenwerfen, bei Bedarf mit Käse (geriebener Käse, Halloumi, Feta oder Parmesan) servieren.

Ein Auflauf geht auch sehr schnell und funktioniert oft nach dem gleichen Prinzip: Zutaten vorkochen oder in Gewürzen anbraten, in eine Auflaufform geben, mit einer Soße aus Ei und Milch oder Sahne übergießen, gegebenenfalls nachwürzen und mit Käse bedecken. Diese Kreation kommt ca. 20 bis 40 Minuten in den Ofen – je nachdem, wie lange und welche Zutaten vorgekocht bzw. gegart wurden.

Wir sind ehrlich gesagt von den »schnellen Rezepten für jeden Tag« aus Zeitschriften genervt, für die wir tagelang Hülsenfrüchte aus dem Reformhaus einweichen und in gefühlt 100 Schritten verarbeiten sollen. Aber die Erfahrung hat uns gezeigt, dass selbst solche kompliziert klingenden Rezepte einfacher sind, als man meint, und der Aufwand sich auch geschmacklich auszahlt. Wenn wir das können, kannst du das auch!

Improvisationskochen

Wie schon angedeutet heißt Kochen oft, nur einzelne Komponenten zuzubereiten und zu kombinieren. Vegetarier haben es leichter, da die Fleischkomponente oft am kompliziertesten zuzubereiten ist. Lass uns aber mal die Aufmerksamkeit auf die übrigen Zutaten richten.

Der Anfang läuft meist gleich ab: Öl wird erhitzt und mit gewürfelten Zwiebeln oder Schalotten und Gewürzen wie zum Beispiel Curry-Gewürzpulver aromatisiert. Dadurch wird der Geschmack vom Gemüse (bzw. Fleisch) verstärkt. Achte darauf, dass die Zwiebeln nur glasig und noch nicht zu braun sind, wenn du die nächsten Zutaten in die Pfanne gibst. Es folgen zuerst die festeren Zutaten wie Zucchini oder Aubergine vor weicheren Produkten wie Champignons.

Vegetarischer Quickie aus der Pfanne

1. Nudeln, Reis oder Kartoffeln kochen
2. Gemüse schnippeln
3. das Gemüse in Öl, mit Zwiebeln und Gewürzen anbraten, eventuell mit Sahne verfeinern
4. alles zusammenwerfen
5. je nach Geschmack mit Käse bestreuen

Vegetarischer Quickie aus der Auflaufform

1. Sättigungsbeilage und Gemüse vorkochen (bissfest) bzw. kurz anbraten
2. alles in eine gefettete Auflaufform geben
3. eine Soße aus Ei, Milch oder Sahne oder Frischkäse, Gewürzen, Salz, Pfeffer anrühren und darübergießen
4. geriebenen Käse darüberstreuen
5. 20 bis 40 Minuten lang bei 180 Grad Celsius im Ofen backen

Ein Auflauf muss nicht unbedingt eine Sättigungsbeilage wie Nudeln oder Kartoffeln beinhalten. Auch ein purer Gemüseauflauf ist sehr lecker und funktioniert nach dem gleichen Prinzip. Falls dir die Ideen fehlen, findest du eine lange Gemüseliste im saisonalen Kalender. Für vegetarische Quickies sind unsere Lieblingsgemüsesorten, die überall gut erhältlich sind: Auberginen, Zucchini, Möhren, Lauch/Porree, Brokkoli, Champignons und Mais oder Kidneybohnen aus der Dose. Als alternative Sättigungsbeilagen statt Nudeln, Reis und Kartoffeln bieten sich Couscous, Bulgur, Quinoa (Pseudogetreide), Dinkel oder Hirse an.

Vegetarischer Quickie aus dem Suppentopf

1. Gemüse kurz anbraten
2. Gemüsebrühe dazugeben, sodass die Flüssigkeit das Gemüse mindestens bedeckt
3. Gemüse weich kochen lassen
4. und auf Wunsch pürieren
5. Gemüse nach Bedarf mit Sahne (oder für Asia-Fans mit Kokosmilch) verfeinern und nachwürzen

Für Suppen bieten sich als Zutaten Kartoffeln, Möhren, Ingwer sowie Zucchini, Lauch und Brokkoli an. Sie ergeben separat oder in Kombination leckere Suppen. Wenn du Suppen eher cremig magst, brauchst du einen Pürierstab. Wenn du eher Eintöpfe magst, lässt du das Pürieren weg. Dann verwendest du am besten feste Gemüsesorten wie Kohl und Möhren.

Vegetarischer Quickie aus der Salatschüssel

1. Zutaten waschen, zerkleinern, in eine Schüssel geben und salzen und pfeffern
2. eventuell Spezialbeilage vorbereiten (im Ofen gebackener Ziegenkäse auf Apfel oder Birne)
3. Dressing anrühren, zum Beispiel aus Honig, Senf, Olivenöl, Balsamicoessig oder -creme, Salz und Pfeffer
4. Dressing über den Salat geben, alles gut durchmischen und gegebenenfalls nachwürzen, Spezialbeilage in den Salat geben oder auf einem extra Teller servieren

Als grüne Blattsalate kommen beispielsweise Feldsalat, Rucola, Romanasalat, Eisbergsalat, Chinakohl, Chicorée, Kopfsalat und Lollo Rosso infrage. Auch Spinat und Pak Choi sind gut als Salat essbar. In den Salat kannst du Tomaten, Gurken, Mais, Kidneybohnen, eine Kohlrabi, Rote Beete, Radieschen, Zwiebeln und einiges mehr geben.

Als Spezialzutaten kommen Käsesorten wie Feta, Halloumi oder Grillkäse (vorher kurz anbraten), Parmesan oder normaler geriebener Käse infrage. Weitere Zutaten zum Aufpeppen sind Tofu, Nüsse (zum Beispiel Walnüsse) und Kerne (zum Beispiel Sonnenblumen- oder Pinienkerne).

Was koche ich heute?

Wie du bestimmt gemerkt hast, sind unsere Anregungen zu vegetarischen Quickies kurz gefasst und enthalten auch keine Mengenangaben. Wenn du ausführlichere Rezepte suchst, findest du im Internet unzählige Anleitungen. Wenn du wie wir aufgrund des Angebots an Rezepten überfordert bist, kannst du überlegen, auf welche ein bis zwei Zutaten du Appetit hast, und speziell nach Rezepten mit diesen suchen.

Eine andere Quelle sind Kochbücher. Die gibt es in großer Auswahl von günstig bis teuer in jedem Buchladen. Außerdem findest du Rezepte in Kochzeitschriften, Lifestyle- oder Sportmagazinen. Du kannst auch deine Eltern, Großeltern und Freunde fragen. Deine Oma wird bestimmt überglücklich sein, wenn du dich bei ihr nach dem einem oder anderen ihrer Rezepte erkundigst.

Eine Methode, die sich bei uns zum Austauschen von Rezepten oder Ideen bewährt hat, ist, Rezepte online zu teilen. Wir haben eine Evernote-Liste, die wir beide einsehen, ergänzen und kommentieren können. So empfehlen wir uns gegenseitig einfache und leckere Rezepte.

Eine weitere Quelle für Rezepte sind Kochsendungen, die du in den Online-Mediatheken oft auch nach der Ausstrahlung noch sehen kannst. Außerdem gibt es zu diesen Sendungen Websites bzw. Facebook-Fanseiten, auf denen Rezepte geteilt werden.

Healthy Habit: Kochen

Baue Widerstände auf bzw. ab

Lege dir eine Grundausstattung an Kochgeräten, Geschirr und Lebensmitteln zu! Suche dir Rezepte, auf die du Appetit hast, und kaufe die Zutaten dafür ein.

Plane das Kochen fest ein und fang nicht erst an zu schnippeln, wenn du schon Hunger hast. Dann ist es oft zu spät, sodass Fertiggerichte oder ein Brötchen verlockender erscheinen. Reserviere dir also Zeit zum Kochen! Fang klein an: ein- oder zweimal pro Woche – davon einmal am Wochenende – ist ein guter Anfang.

Koche für oder zusammen mit Freunden, deiner Familie oder deinem Partner. Kaufe keine Fertiggerichte für die Mikrowelle oder den Ofen. Wirf die Flyer für Pizza-Lieferdienste weg und lösche Lesezeichen und Accounts von Online-Bestelldiensten!

Fang jetzt an

Nimm dir heute Zeit, um etwas zu kochen. Es reicht schon, wenn du ein vegetarisches Gericht aus einer (Sättigungs-)Beilage mit Gemüse und ein paar Gewürzen zubereitest.

Erstelle Regeln

Vereinbare mit dir selbst, ob und wie oft du Fertigessen zu dir nehmen willst. Mache es zur Ausnahme. Lass dich von deiner Familie unterstützen bzw. teilt euch die Schnippelarbeit!

Dokumentiere den Erfolg

Notiere, was und wann du gekocht hast. Mache Fotos von deinen Gerichten!

Alternativen

Du musst nicht täglich Stunden in der Küche verbringen. Du kannst auch einmal vorkochen, sodass das Essen mindestens für zwei bis drei Mahlzeiten reicht. Bewahre die Reste im Kühlschrank oder Tiefkühlfach auf!

Eine bessere Esskultur

Achtsamer und langsamer essen

Es ist nicht nur entscheidend, *was* du isst, sondern auch, *wie* du isst. Die wenigsten von uns haben gelernt, bewusst zu essen. Im Alltagsstress schlingen wir Nahrung oft hinunter: kaum gekaut, im Stehen oder Gehen, auf der Fahrt, mit dem Blick auf einen Bildschirm oder in die Zeitung. Hinzu kommt, dass wir oft bei Stress, Langeweile und Einsamkeit essen und nicht aus reinem Hunger.

Warum ist das ein Problem? Der Haken ist, dass wir so nicht mitbekommen, was und wie viel wir gegessen haben. Dadurch essen wir unbewusst zu viel. Denn das Sättigungsgefühl setzt erst nach 15 bis 20 Minuten ein. Um gesünder zu leben, sollten wir daher langsam und bewusst essen. Je langsamer wir essen, desto weniger befindet sich in unserem Magen, sobald wir ein Sättigungsgefühl verspüren. Bewusstes Essen ist nicht so einfach, aber machbar. Hier sind einige Tipps, die uns geholfen haben.

Achtsam und bewusst essen

Achtsamkeit ist ein wichtiges Konzept aus der buddhistischen Lehre. Es gibt verschiedene Auffassungen, was Achtsamkeit genau bedeutet. Achtsam sein heißt, sich wertfrei auf das Hier und Jetzt zu konzentrieren, ohne in Gedanken ganz woanders zu sein.

Wann hast du das letzte Mal achtsam und bewusst gegessen? Und was heißt bewusst? Wir hören dieses Wort oft im Zusammenhang mit Ernährung. In den seltensten Fällen kennen wir jedoch seine Bedeutung. Bewusstsein heißt im Lateinischen *conscientia* – »Mitwissen«. Wir wissen demzufolge, was wir essen. Aber ist das im Alltag so? Nein, wir können es nicht genau wissen, wenn wir abgelenkt vor Bildschirmen sitzen.

Hier sind sieben Tipps, die dir helfen, achtsamer zu essen:

○ **Konzentriere dich auf den Geschmack!** Wissen heißt schmecken. Wann hast du dich das letzte Mal mit all deinen Sinnen auf die verschiedenen Aromen deiner Mahlzeit konzentriert? Oft tun wir das nur, wenn wir in einem noblen Restaurant essen oder zu einem Dinner eingeladen sind und ein Lob aussprechen wollen.
○ **Bleib sitzen!** Spring nicht ständig vom Tisch auf! Das erfordert eine gute Vorbereitung: Gewürze, Getränke, Servietten, Taschentücher etc. sollten bereitstehen bzw. -liegen. Auch wenn dir zwischendurch etwas einfällt, steh nicht »nur mal kurz auf«! Das Handy darf ruhig klingeln oder im Flugmodus warten.
○ **Koche und zelebriere deine Mahlzeit!** Versuche so oft wie möglich etwas zu essen, das dich nicht nur sättigt, sondern auch befriedigt. Das tut kein Burger aus einem Pappkarton, denn der sättigt doch kaum, oder? Eine ausgewogene Mahlzeit aus mehreren Komponenten wie früher bei Oma macht schon eher satt und zudem glücklich. Zünde dir eine Kerze an und feiere dich selbst, wenn du der Koch bzw. die Köchin warst!
○ **Lass dein Auge genießen!** Das Auge isst mit. Was sich so schön sagt, ist im Alltag schnell vergessen. Versuche, deine Mahlzeit bewusst schön anzurichten, damit dein Essen auch fürs Auge eine Freude ist. Das kann auch mit einem Brot am

Abend klappen. Etwas Obst oder Gemüse auf einem separaten Teller anzurichten geht schnell und freut das Auge.

- ○ **Wähle das richtige Geschirr!** Studien besagen, dass uns ein hoher Kontrast zwischen Geschirr und Essen die Mahlzeit und dessen Menge bewusster machen.[24] Doch nicht nur der Kontrast spielt eine Rolle, ein schöner Teller sorgt auch für optischen Genuss.
- ○ **Schaffe ein angenehmes Ambiente!** Statt hektischer und lauter Musik solltest du ruhige Musik auflegen, bei der du dich wohlfühlst. Zünde eine Kerze an. Studien haben gezeigt, dass laute Musik, grelles Licht und hektisches Treiben um uns herum uns dazu animieren, mehr zu essen.[25] Das ist eine Taktik, die Fast-Food-Ketten zu ihren Gunsten nutzen. Weiches Licht und ruhige Töne sättigen dagegen schneller. Mehr zum Ambiente liest du im Abschnitt »Schöner essen«.
- ○ **Vermeide gedankenverlorenes Snacken!** Unterwegs essen wir am wenigsten achtsam. Vermeide es daher, Snacks zu futtern, wenn du weder die Zeit noch die Aufmerksamkeit für dein Essen hast. Verschiebe die Mahlzeit auf später oder schaffe dir Ruhe für eine bewusste Mahlzeit!

Langsam essen

Fast Food, »Fixe Tasse«, »5-Minuten-Terrine« … »Ich esse schnell was, dann …« Alles soll bei uns schnell gehen – als ob wir dadurch ernsthaft Zeit sparen würden. Entschleunigung und insbesondere langsames Essen sind die Herausforderungen der heutigen Zeit. Ein paar Tipps helfen uns dabei, uns ein langsames Essen anzutrainieren.

- ○ **Kaue ausführlich!** Lange zu kauen baut Stress ab und unterstützt die Verdauung, denn diese beginnt schon im Mund. Kaue nicht nur, bis du den Bissen runterwürgen kannst, sondern bewusst und langsam, bis die Nahrung wirklich zerkleinert ist. Pudding und Fast Food lassen sich kaum kauen. Iss stattdessen lieber kauintensivere Lebensmittel wie zum Beispiel Brot statt Brötchen und rohes Obst statt fertigen Fruchtjoghurt.

○ **Iss mit Besteck!** Mit Besteck zu essen hat den Vorteil, dass wir über jeden Bissen etwas mehr nachdenken bzw. zumindest hinsehen. Wie oft schauen wir woanders hin, statt auf unser Essen? Eine gewisse Fingerfertigkeit beim Aufgabeln und Schneiden sorgt für etwas mehr kognitive Anstrengung. Außerdem können wir die Bissen besser portionieren und so das Tempo drosseln. Beim Asiaten kannst du dich an Stäbchen versuchen, statt den Reis mit einer Gabel oder einem Löffel zu verspachteln. Jasmin baut sich beispielsweise schon mal einen »Burger« aus Brot mit Butter, Käse, Tomaten und Gurken. Der lässt sich nur noch mit Besteck essen, was eine Weile dauert.

○ **Lege dein Besteck weg!** Lege nach jedem Bissen das Besteck auf deinen Teller! Trinke einen Schluck, stelle deinen Mitessern eine Frage und erzähle etwas. Wenn du es nicht nach jedem Happen tun willst, dann wenigstens nach jedem zweiten oder dritten.

○ **Nimm die Gabel bzw. den Löffel nicht so voll!** Bei festlichen Veranstaltungen oder vor Menschen, bei denen du einen guten Eindruck hinterlassen willst, gibst du dir Mühe, nicht zu kleckern, stimmt's? Dadurch isst du automatisch langsamer. Versuche auch in anderen Situationen so zu essen, als ob du auf keinen Fall kleckern oder etwas von deiner Gabel verlieren dürftest. Wenn du die Gabel nur wenig belädst, ist dein Teller länger voll.

○ **Lege nicht nach, wenn dein Mund voll ist!** Wir legen oft eine Gabel nach, obwohl wir noch etwas im Mund haben. Entweder ist es sehr lecker oder wir stehen unter Zeitdruck. Gewöhne dir an, nichts nachzuschieben, wenn dein Mund noch voll ist! Das gilt auch für Essen, das du mit der Hand isst.

○ **Unterhalte dich!** Wenn du in Gesellschaft isst, solltest du die Gelegenheit für ein Gespräch nutzen. Bist du vor deinen Tischgefährten fertig, hast du wahrscheinlich wenig geredet. Manche von uns wurden früher vielleicht darauf getrimmt, beim Essen nicht zu sprechen. Du sollst selbstverständlich nicht während des Kauens reden, aber nach dem Runterschlucken. Genieße die Atmosphäre und das Gespräch, auch wenn du dir den Tischpartner vielleicht nicht immer aussuchen kannst. Nicht jeder Arbeitskollege, mit dem wir mittags essen, ist unser Favorit unter den Gesprächspartnern. Trotzdem hilft uns die Unterhaltung, das Tempo beim Essen zu drosseln.
Wenn du alleine isst bzw. lebst, fällt dir diese Strategie schwerer. Im Abschnitt »Tipps für Singles« findest du Strategien für Alleinesser. Für Paare haben wir unter »Tipps für Pärchen« Ratschläge gesammelt.

○ **Sprich nicht mit vollem Mund!** Es geht uns nicht um deine gute Erziehung, obwohl dein Gegenüber bestimmt dankbar dafür ist, keine Krümel abzubekommen. Doch wenn du mit vollem Mund sprichst, willst du offensichtlich nicht warten, bis du den Bissen heruntergeschluckt hast. Du bist zu ungeduldig. Nimm dir stattdessen die Zeit, um sorgfältig zu kauen und herunterzuschlucken!

Healthy Habit: Achtsam und langsam essen

Baue Widerstände auf bzw. ab

Iss nicht unter Zeitdruck, sondern plane mindestens 20 bis 30 Minuten für eine Mahlzeit ein. Wenn etwas oder jemand auf dich wartet, sage Bescheid, dass du etwas später kommst, und nimm dir selbst den Zeitdruck.

Lass dich auch von den Menschen um dich herum zu langsamem Essen animieren. Wenn du ins Schlingen verfällst, sollen sie dich korrigieren.

Wenn du alleine isst, stell dir einen Wecker, sodass du erst mit dessen Klingeln aufstehen darfst. Konzentriere dich bei jeder Mahlzeit auf je zwei oder mehr Eindrücke zu Geschmack, Textur und Konsistenz deines Essens.

Fang jetzt an

Nimm dir bei deiner nächsten Mahlzeit absichtlich mehr Zeit als sonst! Du kannst mit einer Steigerung von fünf Minuten pro Mahlzeit anfangen. Oder zumindest zwei, falls dir fünf Minuten noch zu lang erscheinen.

Erstelle Regeln

Lege fest, wie viel Zeit du dir für welche Mahlzeit nimmst. Feste Zeiten zum Essen (zum Beispiel 12.30 Uhr bis 13 Uhr) sind hilfreich. Du kannst eine kürzere Mahlzeit am Tag einplanen, falls es nicht anders geht. Gestalte aber die anderen dafür ausführlicher! Überlege dir schon vor einer Mahlzeit, wie viel Zeit du dir nimmst. Danach darfst du aufspringen und weitermachen. Schalte dein Handy bis dahin lautlos!

Dokumentiere den Erfolg

Schau auf die Uhr und überprüfe, wie viel Zeit du wirklich gebraucht hast. Du kannst dir Notizen machen, um so deine Fortschritte zu dokumentieren.

Schöner essen

Im vorigen Kapitel haben wir das Thema Ambiente schon an-
geschnitten. Wir genießen eine Mahlzeit einfach mehr, wenn
wir uns wohlfühlen und das Drumherum stimmt. Zwar können
wir – gerade auf der Arbeit – nicht immer das Licht dimmen und
eine ruhige Platte auflegen. Doch wenn wir, wie zu Hause, unsere
Umgebung beeinflussen können, sollten wir es tun.

Zünde eine Kerze an!

Warum die Kerzen nur während eines offiziellen *Candle-Light-
Dinners* zum Jahrestag anzünden? Auch an einem gewöhnlichen
Tag solltest du dir für dich selbst oder deine Familie Mühe geben.
Eine Kerze spendet weiches und warmes Licht. Es muss nicht
gleich der große Kerzenständer sein, ein Teelicht genügt. Für Jasmin ist das Anzünden ein Ritual, um eine Mahlzeit für sich und
andere offiziell zu beginnen.

Verwende indirektes Licht!

Warmes Licht *sättigt* uns eher und wir essen langsamer. Das
ist ein Grund dafür, dass wir in einem gemütlichen Restaurant
unser Essen nicht so schnell herunterschlingen wie im Fast-
Food-Restaurant.

Verwende eine Tischdecke, Platzdeckchen oder einen Tischläufer!

Schon klar: je mehr Stoff, desto mehr Wäsche. Es ist aber angenehmer, vom edlen Zwirn als vom blanken Tisch zu essen. In Verbindung mit einer Kerze schafft ein Tischläufer für wenig Geld eine schöne Atmosphäre.

Höre ruhige Musik

Ruhige, klassische Musik ist eine gute akustische Essensbegleitung. Wir mögen Chillout-, Lounge- und Yoga-Musik. Egal, was du magst, nimm dir die Zeit, um vor dem Essen die richtige Musik aufzulegen!

Healthy Habit: Schön essen

Baue Widerstände auf bzw. ab

Lege dir Tischdekoration, Servietten, Kerzen oder indirektes Licht zu und schaffe eine jederzeit angenehme Atmosphäre zum Essen! Höre entspannende Musik während des Essens. Spiele eine CD ab oder lade eine Internetradio-App herunter und speichere zum Beispiel einen Lounge-Sender als Favoriten! (Platziere das Handy aber außer Reichweite, wenn du damit Musik abspielst!)

Wenn du in Gesellschaft isst, erinnert euch gegenseitig an eure Rituale und den Anspruch, eine schöne Atmosphäre zu schaffen! Ermahnt euch, wenn ihr in alte Gewohnheiten verfallt!

Fang jetzt an

Geh jetzt gleich einen Tischläufer, eine Tischdecke, Platzdeckchen und Kerzen einkaufen – je nachdem, was du noch nicht zu Hause hast. Stelle Kerzen oder Teelichter auf deinen Esstisch.

Erstelle Regeln

Durch Rituale wie das Anzünden eines Teelichts oder ein ausführliches Essen mit Servietten und allem Drum und Dran an einem festen Wochentag schaffst du Regeln. Halte dich auch daran, wenn du alleine lebst.

Dokumentiere den Erfolg

Mach ein Foto von deinem gedeckten Tisch. So kannst du dich leichter an kulinarische Erlebnisse erinnern.

Weniger essen

Wir nehmen uns oft vor, weniger zu essen. Warum fällt es uns trotzdem so schwer? Unsere Willenskraft ist leider begrenzt und wir essen oft, um einen Gefühlszustand zu kompensieren. In diesem Abschnitt erfährst du, mit welchen Methoden es dir gelingen kann, dich nicht zu überessen. Wenn du an den richtigen Stellschrauben drehst, ist weniger zu essen gar nicht schwierig und hat auch nichts mit Hungern zu tun.

Warum du isst

Theoretisch gibt es eine bestimmte Menge an Kalorien, die uns sättigt. Wenn wir nach dem Konsum genau dieser Menge das Essen beenden würden, wären wir nicht übergewichtig. Aber wir essen längst nicht nur aus Hunger. Es gibt viele weitere Gründe zu essen. Diese sollten wir uns bewusst machen.

1. GEWOHNHEIT

Klingt einfach, ist es aber nicht: Wie oft essen wir nach der Uhr oder weil es sich in dem Moment gerade gehört? Iss nicht stur nach der Uhrzeit, sondern nur, wenn du Hunger hast, aber trotzdem regelmäßig!

2. SOZIALER DRUCK

Iss nicht, nur weil die anderen gerade essen. Du verlernst sonst, dein Hungergefühl zu erkennen. Du kannst stattdessen auch nur etwas trinken oder einfach dabeisitzen.

Wenn du zu Besuch bist und niemanden kränken möchtest, lehne dankend ab: »Das ist sehr lieb von dir, aber ich habe wirklich keinen Hunger.«

3. LANGEWEILE

Hast du wirklich Hunger oder einfach nichts zu tun? Brauchst du nur eine Ablenkung von einer Aufgabe? Essen aus Langeweile ist gefährlich, denn es wird schnell zur Gewohnheit, sobald ein Augenblick des Leerlaufs sich auftut. Erkenne die Momente der Langeweile und suche dir stattdessen eine andere Beschäftigung, ein Hobby oder rufe jemanden an! Vielleicht hast du die Möglichkeit rauszugehen, statt der Versuchung zu erliegen.

4. AUS SORGE, ANGST UND FRUST

Du ärgerst dich über etwas und *brauchst* erst einmal etwas Süßes? Tappe nicht in diese Falle! Der Snack wird nichts an deinem Problem oder dem Konflikt ändern. Telefoniere stattdessen mit einer Person, die dich aufmuntern kann. Schreibe deine Gedanken auf! Wenn du ein Haustier hast, beschäftige dich mit ihm!

5. ZUR ENTSPANNUNG

Wir assoziieren Essen mit Entspannung – das ist auch kein Wunder, denn unsere Mahlzeiten sind die Gelegenheiten am Tag, mal nicht zu arbeiten. Allerdings sollten wir nicht essen, wenn wir *nur* entspannen wollen. Es gibt andere Möglichkeiten, sich auszuruhen. Beispiele sind lesen, Atem- und Entspannungsübungen, Meditation, Spazieren gehen, schlafen und Musik hören oder machen.

Was du isst

Was du isst, beeinflusst auch, wie viel du isst. Hier erfährst du, wie du mit den richtigen Lebensmitteln weniger isst:

1. KAUINTENSIVE LEBENSMITTEL

Wer viel kaut, isst langsamer und wird eher satt, denn wir tricksen durch langsames Kauen unser Gehirn aus. Oft essen wir automatisch auch echte Lebensmittel, wenn wir viel kauen – zum Beispiel Möhren, Kohlrabi und Rettich. Als gesunde Knabberei gegen Heißhunger sind sie Gold wert. Industriell produzierte Gerichte hingegen sind in vielen Fällen nicht sehr kauintensiv.

2. GERINGE ENERGIEDICHTE UND GERINGE GLYKÄMISCHE LAST

Nahrung mit geringer Energiedichte hat ein großes Volumen bei wenigen Kalorien, wie beispielsweise Salat. Dadurch werden wir schneller satt. Lebensmittel mit niedriger glykämischer Last lassen den Blutzuckerspiegel weniger schnell ansteigen, sodass wir nicht gleich wieder Hunger bekommen.

3. WÜRZEN

Abgesehen von Salz und Pfeffer verwendest du selten Gewürze? Trau dich! Frische und gefriergetrocknete Kräuter sättigen, unterstützen die Verdauung und sorgen für mehr Befriedigung beim Essen. Lege dir die Grundausstattung (Abschnitt »Mahlzeiten selber zubereiten«) zu und probiere aus, was dir schmeckt.

4. AUSGEWOGEN MACHT SATT

Fett wurde lange verteufelt, ist aber ein Geschmacksträger und sättigt. Auch die Eiweißkomponente ist wichtig. Eine ausgewogene, selbst gekochte Mahlzeit wird dich länger satt und zufrieden machen als ein Snack aus verarbeiteten Lebensmitteln.

5. NÜSSE VOR DER MAHLZEIT

Nüsse sind reich an gesunden Fetten. Eine Handvoll Nüsse vor einer Mahlzeit oder als Snack zwischendurch macht uns schneller satt.

6. WENIG ZUCKER

Hier noch einmal die Erinnerung, dass du insgesamt weniger essen wirst, wenn du dem Zucker widerstehst! Je weniger Zucker eine Mahlzeit enthält, desto besser kann dir dein Körper signalisieren, dass du satt bist.

7. ECHTES ESSEN

Iss echtes Essen! Wenn du das eine Zeit lang durchhältst, wird dein Bedürfnis nach Fast Food und verarbeiteten Lebensmitteln sinken.

8. BALLASTSTOFFE

Wenn du ballaststoffreich (Rohkost, Vollkorn) isst, nimmst du nicht nur automatisch eine ausgewogene Mahlzeit zu dir. Die Ballaststoffe quellen außerdem im Magen auf und machen dich deshalb satter. Echte Lebensmittel enthalten wesentlich mehr Ballaststoffe als verarbeitete Produkte.

9. BEI HUNGER: SAURES!

Saure Lebensmittel bewirken, dass der Magen langsamer entleert wird und die Kohlenhydrate langsamer ins Blut gelangen. So kommt der Hunger nicht gleich wieder.

10. KEINE AUSNAHMEN

Es ist für viele Menschen leichter, komplett auf Süßes zu verzichten, als die Menge auf 50 oder 30 Prozent zu reduzieren. Der Grund dafür ist, dass die wenigsten von uns nach einem halben Stück Torte aufhören können. Das hängt auch mit unserer

Zuckersucht zusammen. Wenn du abends oder insgesamt weniger essen willst, lass keine Ausnahmen zu. Mach es nicht komplizierter, als es ist, denn Ausnahmen sind kompliziert.

Wie viel du isst

Wir essen nicht nur aus den falschen Gründen und die falschen Lebensmittel. Oft essen wir auch die falsche Menge. Hier sind einige Kniffe, wie du die Quantität in den Griff bekommst:

1. PORTIONIEREN

○ Schau dir deine Faust an. In etwa so groß ist dein Magen. Diese Menge an Nahrung reicht, um satt zu werden. Orientiere dich an dieser Größe, wenn du deinen Teller belädst.

○ Verwende kleine Teller oder kleine Schüsseln. Die Menge darauf bzw. darin entspricht eher deiner Faust als die Menge, die in einen großen Teller passen würde. Außerdem kommt dir die Menge auf einem kleinen Teller nicht so wenig vor, da du ja quasi einen vollen Teller Essen vor dir stehen hast. So kannst du dein Gehirn austricksen. Es funktioniert!

○ Gib bewusst weniger auf deinen Teller. Oft sieht das nicht nur ansehnlicher aus, du machst es dir auch schwerer, mehr zu essen, denn für einen Nachschlag müsstest du aufstehen und deinen Teller neu beladen.

○ Probiere beim Kochen aus, welche Menge für dich allein ausreicht. Jasmin nimmt dafür zum Beispiel den Deckel der Nudel-Vorratsbox. Sie hat herausgefunden, dass ein mit Nudeln gefüllter Deckel pro Person genügt. Auch eine Tasse ist als Portionsbecher geeignet. So kochst du nicht zu viel aus Angst, es könnte nicht reichen.

○ Wenn du dir ausnahmsweise Chips gönnst, dann fülle sie in ein Schälchen, statt sie aus der Tüte zu futtern. So entscheidest du bewusst, wie viel du dir erlauben möchtest. Verschließe dann die Tüte wieder sorgfältig mit einer Klammer oder einem Gummiband und lege sie weit weg. Es macht einen Unterschied, ob die Tüte neben dir liegt oder du erst aufstehen, zum Schrank im Nebenzimmer laufen und sie herausholen musst.

2. KEINEN NACHSCHLAG, DANKE!

Ja, es mag lecker sein, aber hast du wirklich noch Hunger? Es gibt viele Gründe, weshalb wir uns noch einen Nachschlag auf den Teller laden, aber selten ist es Hunger. Es mag aus Höflichkeit, Gewohnheit oder der Idee, den kleinen Rest noch gar aufzuessen, heraus geschehen – statt immer wieder zu überlegen. Nimm aus neuer Gewohnheit einfach generell keinen Nachschlag!

3. WARTEN

Oder warte zehn Minuten, bis du dir einen Nachschlag genehmigst. Triff eine Vereinbarung mit dir, dass du dir nach zehn Minuten etwas nehmen darfst – wenn du dann überhaupt noch willst. Höchstwahrscheinlich wirst du es bis dahin schon vergessen haben oder ein Sättigungsgefühl wird eingesetzt haben.

4. AUFHEBEN

Sieh Lebensmittel aufzuheben nicht als Problem, sondern freue dich, dass du von deiner Mahlzeit noch mal essen kannst und nicht neu zu kochen brauchst. Das meiste Gekochte hält sich locker ein bis zwei Tage im Kühlschrank. Du kannst die meisten Gerichte auch in eine Dose umfüllen und einfrieren. So hast du beim nächsten Hunger eine schnelle Mahlzeit parat.

5. NICHT NUR KNAPP ZU VIEL

Koche genau eine Portion oder zwei – aber nicht irgendetwas dazwischen. Wenn du knapp zu viel kochst, wirst du garantiert mehr essen, als du eigentlich wolltest. Probiere aus, wie viel du für dich brauchst, und entscheide vorher, ob du eine oder mehrere Mahlzeiten kochst, um den Rest dann einzufrieren oder im Kühlschrank aufzubewahren.

6. SÄTTIGUNGSGEFÜHL, WO BIST DU?

Gib dir die Chance, dein Sättigungsgefühl zu spüren. Dafür musst du nicht nur langsam essen, sondern auch in dich hineinhorchen. Falls du das verlernt haben solltest, ist es umso wichtiger zu lernen, die Signale wieder zu erlernen. Wenn du unsicher bist, entscheide dich im Zweifelsfall für: satt. Und dann hör auf zu essen! Klingt banal, aber wie oft essen wir aus Höflichkeit, Geiz, Frust, Langeweile oder Gewohnheit weiter? Das Problem ist nicht nur, dass wir uns dann überessen, wir fühlen uns danach auch unwohl und unser Magen dehnt sich sodass wir uns an größere Mengen gewöhnen.

7. SOZIALER DRUCK

Iss nicht aus sozialem Druck auf. Schönes Wetter und gute Erziehung hin oder her – es ist nicht gesund, sich zu überessen. Auch deiner Oma kannst du antworten: »Es hat wirklich sehr gut geschmeckt, aber ich bin total satt.« Du könntest dir auch etwas für den nächsten Tag mitgeben lassen. Da geht dem Koch oder der Köchin bestimmt das Herz auf.

8. ZIEL: SICH BESSER FÜHLEN ALS VORHER

Ein Anhaltspunkt, wie viel du essen solltest: Du solltest dich nach dem Essen besser fühlen als vorher. Überleg mal, wie oft das nicht der Fall ist! Wer kann sich schon nach einem vollgepackten Döner noch bewegen? Wer liegt nach einer Pizza nicht träge und müde auf der Couch?

Verfolge das Ziel, nach der Mahlzeit nicht völlig erledigt zu sein. Du wirst natürlich etwas träger als vorher sein – das ist normal, denn deine Verdauung ist aktiv und versetzt dich in den

Ruhemodus –, iss aber nur so viel, dass du nachher noch einen Spaziergang machen könntest. Am Wochenende solltest du nach dem Essen noch Lust haben, etwas zu erleben, zum Beispiel tanzen zu gehen. Auch vor dem Sport ist zu viel Essen problematisch. Nimm spätestens ein bis zwei Stunden vor dem Training den letzten Happen zu dir, und auch nur so viel, dass du dich später fit statt voll fühlst.

9. WENN'S AM SCHÖNSTEN IST ...

Der Grenznutzen ist ein Konzept aus der Mikroökonomie. Es geht um den zusätzlichen Nutzen bzw. Genuss, den uns eine weitere Einheit von einem Gut bringt. Wie viel Genuss verschafft uns ein weiteres Bier oder noch ein Stück Kuchen? Der Grenznutzen nimmt mit zunehmender Menge ab. Das heißt, dass uns das erste Stück Kuchen noch sehr viel Freude bereitet, das zweite schon etwas weniger. Das fünfte Stück verschafft uns vermutlich gar keine Freude mehr, da wir bereits satt sind. Überlege, ob du wirklich (noch) einen Nachschlag brauchst oder ob der Grenznutzen zu gering ist.

10. EINGEWÖHNUNG

Unserer Erfahrung nach ist es am schwersten, den Anfang zu machen und ein paar Tage lang etwas weniger bzw. kleinere Portionen zu essen. Danach allerdings ist der Magen etwas geschrumpft, sodass wir mit weniger Essen schneller satt sind. Versuche, dich an kleinere Mengen zu gewöhnen!

11. ES IST NIE EGAL

Wenn sich der Gedanke breitmacht, dass es »jetzt auch schon egal« sei, erkenne ihn und weise ihn von dir. Es ist nur ein Gedanke. Du musst ihn nicht glauben, denn »es ist nie egal«. Wenn du gesündigt hast, überlege, wie es dazu kommen konnte. Welche Situation, Person oder Stimmung war die Ursache? Versuche zu analysieren, wie du hättest besser reagieren können. Reue bringt nichts. Lass den Tag los und zweifle nicht an deinem Vorhaben, denn Rückschläge sind normal.

Kommt dir dieser Gedanke *während* einer abendlichen Fressattacke, erinnere dich daran, dass du jederzeit aufhören kannst. Rufe jemanden an, putze dir die Zähne oder wähle andere Strategien gegen Heißhunger, die in diesem Kapitel noch folgen.

Was du trinkst

Viele Menschen meinen, sich gesund zu ernähren, trinken aber beispielsweise nie Wasser. Dabei sind auch Getränke ein Bestandteil unserer Ernährung, wie du weiter vorne im Buch schon gelesen hast, und können einen erheblichen Teil der Energiezufuhr ausmachen. Indem du die richtige Menge des richtigen Getränks trinkst, steuerst du auch die Menge an Kalorien und die Menge an Essen, die du zu dir nimmst.

1. VIEL TRINKEN

Wir essen oft, obwohl wir eigentlich nur Durst haben. Trinke mindestens zwei Liter am Tag – überwiegend Wasser oder ungesüßten Tee. Das füllt den Magen und hilft deiner Verdauung, denn mit viel Flüssigkeit rutscht der Brei besser durch den Verdauungstrakt und es muss dafür weniger Wasser aus dem Körper abgezogen werden.

2. WASSER TRINKEN

Du hast schon im Kapitel »Esst echtes Essen« über Wasser und dessen Vorteile gelesen. Es gibt kein einziges Argument gegen Wasser. Tu deiner Gesundheit einen Gefallen und trinke am besten gleich ein Glas Wasser. Es füllt deinen Magen, enthält keine Kalorien und regt deinen Stoffwechsel an.

3. MEIDE ALKOHOL UND SOFTDRINKS

Zucker und Alkohol sind Gesellschaftsdrogen. Nicht nur deshalb solltest du sie auf ein Minimum reduzieren. Sie regen zudem den Appetit und die Säureproduktion an. Letzteres kann Sodbrennen begünstigen.

Wann du isst

Es gibt Situationen, in denen wir essen, obwohl es ungünstig ist. Wir können dann weder langsam noch bewusst noch schön essen. So erkennst du die Momente, in denen du nicht essen solltest:

1. NIE IM STEHEN ODER GEHEN

Oft essen wir im Stehen oder Gehen, zum Beispiel direkt aus dem Kühlschrank, über der Spüle, unterwegs an der Haltestelle oder auf dem Weg zur U-Bahn. Die Chance, dass wir so eine ausgewogene Mahlzeit einnehmen, ist gering. Nimm dir die Zeit, um in Ruhe im Sitzen zu essen! So wird dir deine Mahlzeit bewusster.

2. NICHT SPÄTABENDS

Du hast dich den ganzen Tag zusammengerissen und nichts Süßes gegessen. Doch abends, wenn Körper und Geist locker lassen, fängst du an zu naschen. Auch wenn es schwerfällt, ist es ideal, zwei bis vier Stunden vor dem Schlafengehen nichts mehr zu essen. Da du die Energie nicht mehr benötigst, wird dein Körper sie in Fettzellen einspeichern und du machst deine Bemühungen des Tages zunichte.

Natürlich wären zwei oder drei Salzbrezeln kein Riesenproblem, aber bleibt es dabei? Unwahrscheinlich. Du wirst noch mehr Appetit bekommen und die Tüte aufessen. Dann wirst du Durst bekommen und ein Bier trinken. Der Alkohol darin wird deinen Appetit wieder anregen. Willkommen im Teufelskreis!

Da es abends besonders schwer ist, Schokolade & Co. zu widerstehen, brauchst du physische Hindernisse. Die musst du dir selbst aufbauen. Auf den folgenden »Healthy Habit«-Seiten erfährst du, wie.

Baue Widerstände auf bzw. ab

Kaufe gar nicht erst Süßigkeiten ein! Du kannst dich schwerer zurückhalten, wenn etwas Süßes im Haus ist. Wenn du noch Bestände hast, packe sie weit weg, damit es relativ aufwendig ist, sie hervorzuholen. Friere deine Schokolade ein! So musst du sie vor dem Essen auftauen und dir dadurch erst einmal genau überlegen, ob du sie wirklich wegnaschen möchtest.

Selber essen macht dick. Damit du nicht auf dumme Gedanken kommst, kannst du Süßigkeiten verschenken oder bei der nächsten Gelegenheit zu Freunden mitnehmen.

Nimm dir nichts für die Ewigkeit vor! Fang mit zwei Tagen an, wenn dich das schon fordert! Du kannst dich steigern. Meistens überfordern wir uns, weil wir die Aufgabe unterschätzen. Scheitern demotiviert. Lege die Latte absichtlich tief, damit du nicht scheitern kannst.

Verpflichte dich öffentlich gegenüber deiner Familie, deinen Freunden und Arbeitskollegen, dass du künftig Süßigkeiten vermeiden willst. Lass sie wissen, dass sie dir nichts Süßes schenken sollen. Wenn du in sozialen Netzwerken aktiv bist, könntest du dein Vorhaben auch dort preisgeben. Falls du einmal schwach wirst, bekenne dich gegenüber deinen Unterstützern trotzdem dazu. Es wird dir unangenehm sein und das soll es auch. Schließlich ist dies ein weiterer Hebel, der dich zum Durchhalten motiviert.

Suche dir einen »Buddy« nach dem Vorbild von Selbsthilfegruppen. Ihn oder sie kannst du anrufen, wenn du in Versuchung gerätst oder es schon zu spät ist.

Fang jetzt an

Schreibe einen Zettel, zum Beispiel einen Vertrag, für dich selbst und eine Nachricht an deine engsten Mitmenschen, worauf und wie lange du verzichten willst. Ein Satz genügt:

Was es außer Essen sonst noch gibt

Wir haben noch weitere Tipps, die dir helfen, weniger zu essen. Mit der Nahrungsaufnahme selbst haben sie allerdings nichts zu tun.

1. SPORT

Sport lenkt ab, senkt den Appetit und Hunger und versorgt dich darüber hinaus mit Glücksgefühlen, die du sonst mit Süßigkeiten und Knabbereien hervorrufen würdest. Außerdem baust du mit körperlicher Aktivität Anspannung und Stress ab, statt aus Frust zu essen. Wie du Sport und alltägliche Bewegung als

Gewohnheit etablierst, erfährst du auf unserer Website www. healthyhabits.de/move.

2. ERNÄHRUNGSTAGEBUCH

Ein Ernährungstagebuch zu führen klingt vielleicht erst einmal unsexy, stärkt aber unser Bewusstsein für die gegessene Nahrungsmenge und die Gründe, weshalb wir überhaupt essen. Schon ein paar Tage Beobachtung können aufdecken, wann und wie oft wir aus Langeweile, Angst, Frust und Sorge essen. Es spornt an, den einen oder anderen ungesunden Snack zwischendurch wegzulassen, wenn er ins Tagebuch aufgenommen wurde.

Wenn es dir hilft: Führe das Tagebuch mit einem Freund, einer Freundin, deiner besseren Hälfte oder deiner Familie zusammen, sodass ihr euch gegenseitig kontrollieren könnt. Aber übertreibe es nicht, indem du dich an dein Tagebuch klammerst, es geht hier nicht um die totale Überwachung. Das Buch soll dir für den Anfang lediglich ein Gefühl dafür geben, was du isst. Später sollst du wieder essen können, ohne alles aufzuschreiben.

3. ZÄHNE PUTZEN

Bevor du zu einem ungesunden Snack greifst, putze dir besser die Zähne. Der Minzgeschmack hemmt den Appetit auf Schokolade. Außerdem erhöhst du so den Widerstand gegenüber weiteren Snacks – sonst müsstest du schließlich noch einmal deine Zähne putzen. (Zuckerfreie!) Pfefferminzkaugummis sind auch eine gute Lösung für unterwegs. Habe sie immer parat!

4. SCHLAF

Wenn wir übermüdet sind, essen wir mehr. Wir versuchen, den Energiemangel durch mehr Nahrung auszugleichen. Um am Bürostuhl nicht einzuschlafen, halten wir uns mit Schokoriegeln und Cola über Wasser. Schmeckt nicht nur gut, sondern macht auch noch (vermeintlich) wach! Damit du nicht in diese

Falle tappst, solltest du mindestens sieben bis acht Stunden pro Nacht schlafen.

5. ENTSPANNEN

Lege dich kurz hin, statt dich durch Knabbereien und Süßigkeiten zu entspannen. Auch ein paar Minuten bewusste Bauchatmung, bei der du dich auf den Luftstrom konzentrierst, können schon helfen. Vielleicht magst du eine bestimmte Musik oder liest ein Buch, um runterzufahren, auch Meditation und Spaziergänge in der Natur dienen der Entspannung.

6. AUSLÖSER VERMEIDEN

Wenn du genau weißt, dass du »naschgefährdet« bist, wenn du am Computer sitzt oder abends auf der Couch liegst, vermeide dies. Lässt sich eine Situation nicht verhindern, so ersetze die schlechte Gewohnheit durch eine gesündere Gewohnheit. Überlege dir, was du tun kannst, anstatt unachtsam an einem Snack zu knabbern. Das senkt die Wahrscheinlichkeit, dass sich dein Gehirn aus Langeweile oder anderen Gründen für den Weg zum Kühlschrank entscheidet.

Heißhunger vermeiden und loswerden

Wirst du wie wir auch ungemütlich, wenn du Hunger hast? Vielleicht ernährst du dich normalerweise gesund, bekommst aber ab und zu »Fress-Flashs«. Es gibt ein paar Kniffe, mit denen du Heißhunger vermeiden und ihn loswerden kannst.

Woher kommt der Heißhunger?

Der Auslöser für Heißhunger ist dein Blutzuckerspiegel. Wenn der rasant abfällt, bekommst du plötzlich Hunger. Das passiert, wenn die letzte Mahlzeit wenig ergiebig war. Leicht verdauliche Kohlenhydrate wie zum Beispiel ein Stück Kuchen lassen den Blutzucker rasch ansteigen, wonach er schnell wieder abfällt. Häufig ist es dann aber noch zu früh, um schon wieder eine Mahlzeit zu essen.

Hier erfährst du, was du machen kannst, um Heißhunger loszuwerden oder ihn von vornherein zu vermeiden. Die folgenden Tipps helfen auch uns in solchen Situationen.

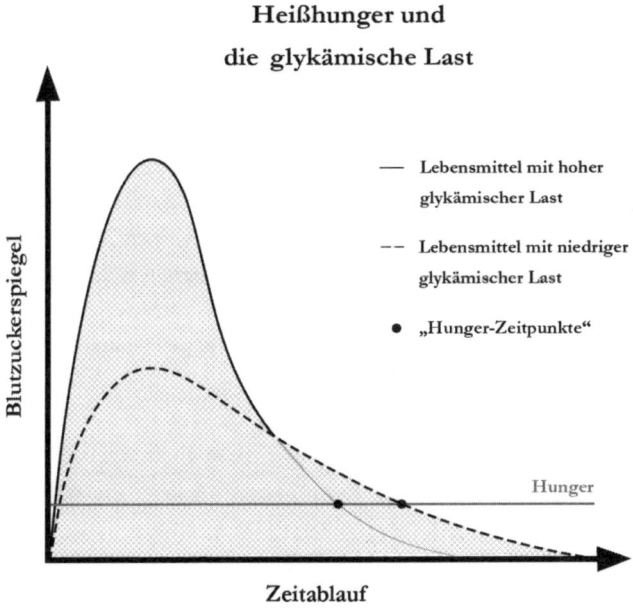

Heißhunger und
die glykämische Last

Lebensmittel mit hoher glykämischer Last

Lebensmittel mit niedriger glykämischer Last

● „Hunger-Zeitpunkte"

Hunger

Blutzuckerspiegel

Zeitablauf

1. TRINKE EIN GLAS WASSER!

Häufig verwechseln wir Hunger mit Durst. Wenn du Hunger hast, überprüfe innerlich, wann du zuletzt etwas getrunken hast. Manchmal erledigt sich das Hungergefühl mit einem Glas Wasser.

2. WARTE 15 MINUTEN!

Schau auf die Uhr und mache mit dir selbst einen Termin in 15 Minuten. Wenn du dann immer noch Hunger hast, darfst du etwas essen. Oft wirst du dann aber nicht mehr daran denken.

3. LENKE DICH AB!

Ablenkung durch *Flow-Gefühl* – das ist die Methode, die bei uns am besten hilft. Wenn wir uns in etwas vertiefen bzw. einfach viel zu tun haben, kommen wir nicht auf die Idee, etwas zu essen. Welche Tätigkeit lässt dich abtauchen und die Zeit vergessen? Lesen? Ein Hobby ausüben? Mit einem guten Freund reden?

4. VERMEIDE COUCH-POTATO-ABENDE!

Gerade abends tappen wir oft in die Heißhungerfalle. Körper und Geist lassen locker – der Hunger kommt. Versuche diese Situation zu vermeiden, indem du dir eine schöne Beschäftigung suchst, die dich entspannt, aber nicht nur passiv herumgammeln lässt. Triff dich mit Freunden, mache Sport, sei in Vereinen aktiv, lies ein Buch. So entgehst du der Versuchung.

5. BEWEGE DICH!

Sport trägt dazu bei, dass wir Schmerzen, Sorgen, Ängste und Hunger vergessen. Wenn dich der Heißhunger überkommt, gehe zehn Minuten oder länger spazieren. Du kannst ähnlich wie bei der 15-Minuten-Regel einen Deal mit dir machen, dass du danach etwas essen darfst, wenn der Hunger dann noch da ist. Wird er aber (höchstwahrscheinlich) nicht sein.

6. KAUE KAUGUMMI!

Durch das Kauen imitierst du die Nahrungsaufnahme und kannst deinen Heißhunger für eine Weile stillen. Auch die Frische der Pfefferminze senkt den Appetit.

7. PUTZE DEINE ZÄHNE!

Dies kann für dich ein Kniff sein, um dem abendlichen Heißhunger auf der Couch zu begegnen. Wenn du deine Zähne schon geputzt hast, wirst du nicht zur Schokolade greifen.

8. HABE ETWAS GESUNDES GRIFFBEREIT!

Bei akutem Heißhunger ist es oft egal, was wir essen. Es muss ein gewisses Volumen haben, damit wir eine Weile durchhalten, bis wir an die nächste Mahlzeit herankommen. Schade ist es dann, wenn außer Schokoriegeln nichts griffbereit ist. Die haben eine Menge Energie in Form von Kalorien und machen uns noch hungriger.

Halte deshalb immer etwas Gesundes zum Knabbern griffbereit! Wir empfehlen Karotten, weil sie nur wenige Kalorien besitzen und du eine Weile kauen musst. Allein das sättigt. Nachdem du sie gegessen hast, brauchst du zudem kein schlechtes Gewissen zu haben. Ein weiterer Vorteil sind die enthaltenen Vitamine. Alternativ bieten sich andere Gemüsesorten an, wie zum Beispiel Gurken oder Tomaten (hoher Wassergehalt) sowie Kohlrabi und Rettich. Natürlich kannst du auch Obst zu dir nehmen.

9. NOTIERE DIR, WAS DU ISST!

Ein Ernährungstagebuch ist ein bewährtes Hilfsmittel, das auch Ernährungsberater empfehlen. Schreibe auf, wann du was und wie viel isst. Jasmin schrieb zeitweise auch auf, *warum* sie etwas gegessen hat. Nicht immer war Hunger die Antwort. Die Gründe können auch soziale Verpflichtung, Langeweile, Frust oder einfach Appetit sein. Du kannst diese Notizen auf einem Notizblock oder in einem digitalen Dokument festhalten, egal, Hauptsache, du kannst von überall aus darauf zugreifen.

Mit dieser Übung machst du dir bewusst, wie oft du deinem Heißhunger nachgibst. Vielleicht fühlst du dich aufgrund der Länge der Liste schon motiviert, den Heißhunger das eine oder andere Mal zu überstehen, ohne zu essen.

10. LASS KEINE MAHLZEIT AUS!

Manche Menschen versuchen, durch eine ausgesparte Mahlzeit abzunehmen, andere kommen in der Hektik des Alltags nicht zum Essen. Essen weglassen ist eine heikle Strategie. Wir werden nicht gleich sterben, wenn wir eine Mahlzeit auslassen, doch die meisten bekommen später eine Heißhungerattacke. Wenn du

nach einer langen Pause eine sehr große Menge in dich hinein-
stopfst, hast du nichts gewonnen, im Gegenteil. Die meisten
von uns brauchen drei regelmäßige Mahlzeiten am Tag. Wenn
du stattdessen vier oder fünf kleinere brauchst, ist das auch in
Ordnung. Mit größeren Mahlzeiten hat die Verdauung mehr
zu kämpfen, weshalb wir uns träge und müde fühlen. Versuche,
immer nur so viel zu essen, dass du dich danach *besser als vorher* fühlst.

11. ISS GESUND UND BENUTZE GEWÜRZE!

Je gesünder du dich ernährst, desto weniger werden dich Heiß-
hungerattacken plagen. Gewürze (viele sagen auch: Schärfe) sättigen und machen dich zufriedener. Eine gewürzte Mahlzeit hält
länger vor.[26]

Iss bewusst!

Unser wichtigster Rat ist: Iss langsam und bewusst! Nur so
genießt du eine Mahlzeit und wirst satt. Wenn du auf die Schnelle
und im Stehen etwas herunterschlingst, merkt dein Gehirn gar
nicht, dass das schon die ganze Mahlzeit war. Nimm dir Zeit.
Vermeide es, beim Essen auf einen Bildschirm zu schauen. Höre
keine hektische Musik und telefoniere nicht beim Essen. Streite
auch nicht währenddessen. Konzentriere dich auf dein Essen.
Rieche und schmecke bewusst. Sieh genau hin. Nimm Aromen
wahr. So entsteht ein Genusserlebnis, das lange vorhält und nicht
später im Heißhunger endet.

Einige dieser Strategien lassen sich im Alltag, im Familienleben
oder im Büro leichter umsetzen als andere. Jasmin behalf sich
im Büro damit, viel zu trinken, Gemüse zu knabbern und sich
möglichst in eine Aufgabe zu vertiefen (Flow-Gefühl). Ein ausführliches Frühstück half ihr, länger bis zum Mittagessen durch-

zuhalten. Auch nebenbei ein kleines (gegebenenfalls digitales) Ernährungstagebuch zu führen und Kaugummikauen sind in vielen Jobs kein Problem.

Tipps für Singles

Alleinesser haben es besonders schwer, langsam und genussvoll zu essen. Weil niemand beim Essen zuschaut, fehlt uns eine unterbewusste Mengenkontrolle. Folgende Tipps helfen uns, wenn wir alleine essen:

Lies ein Buch, wenn es nicht zu sehr ablenkt!

Oft wollen wir die Mahlzeit – den Moment der Ruhe – unbewusst verlängern und essen deshalb weiter. Während des Essens ein Buch oder eine Zeitschrift zu lesen, kann die Ruhephase ausdehnen, ohne dass wir uns überessen. Allerdings ist das nur zu empfehlen, wenn es nicht zu sehr von der Mahlzeit selbst ablenkt.

Jasmin liest morgens beim Frühstück ein paar Seiten in einem Buch. Es ist zu einem Ritual geworden, auf das sie sich jeden Tag freut. Es gibt ihr Zeit für sich selbst und sorgt dafür, dass sie mit ihren Büchern vorankommt. Nur ein paar Minuten sind schon genug. Nachrichten oder Schlagzeilen auf dem Handy zu lesen würde ihr nicht die gleiche Entspannung verschaffen, da das Filtern in *interessant* und *uninteressant* anstrengend ist und vom Essen ablenkt.

Telefoniere mit jemandem!

Diese Strategie ist Geschmackssache, denn sie kann dich ebenfalls zu sehr vom Essen ablenken. Vielleicht kannst du dich aber mit einem Freund oder einer Freundin zum gemeinsamen Essen per Telefon verabreden. Ihr legt das Handy im Freisprechmodus neben euch und redet miteinander, als würdet ihr an einem Tisch sitzen. Dabei solltet ihr aber keine Probleme besprechen oder euch streiten.

In einigen asiatischen Ländern ist es aufgrund der überwiegend jungen Single-Gesellschaft übrigens ein Trend, sich beim Essen filmen zu lassen und das Video online als Stream anzubieten.[27] Wir finden das gewöhnungsbedürftig, aber es zeigt, dass Menschen weltweit das Verlangen haben, gemeinsam zu essen.

Lade Freunde ein!

Wenn du kochst, ist das eine gute Gelegenheit, um Freunde einzuladen. Sie werden sich revanchieren und dich auch mal bekochen. So ist schon die nächste gemeinsame Mahlzeit gesichert. Dinner-Partys sind ein geschätztes Hobby von Patrick und Jasmin.

Vielleicht bist du gehemmt, weil du dich für keinen guten Koch hältst, aber es muss kein ausgefallenes Fünf-Gänge-Menü sein. Deine Freunde freuen sich bestimmt auch über eine einfache Pasta oder ein leckeres Gemüsegericht.

Rezepte für Singles

Du solltest dir für dich allein genauso viel Mühe geben wie beim Bekochen einer sechsköpfigen Runde – vielleicht nicht jeden Tag, aber auch nicht nur einmal im Monat. Es gibt viele kostenlose Ressourcen für Single-Rezepte, suche einfach mal online mit den

Stichworten »Single + kochen«, »Singlekochen« oder »Kochen für eine Person«, und du wirst eine große Auswahl an leckeren Rezepten finden.

Healthy Habit: Freunde zur Dinner-Party einladen

Baue Widerstände auf bzw. ab

Plane einen Abend fest ein, an dem du Freunde einlädst und bekochst. Stimme vorher mit ihnen ab, ob einer der Gäste Allergien hat, Vegetarier ist oder Abneigungen gegen eine bestimmte Art Essen hat. Wähle ein Rezept aus, kaufe die Zutaten ein oder stimme mit den Gästen ab, wer was mitbringt.

Beginne schon einige Tage im Voraus die Vorbereitungen, sodass du nicht alles an einem Tag erledigen musst. Kündige schon vorher an, was es geben wird, damit du dich auch an diesen Plan hältst und nicht kurzfristig den Pizzaboten anrufst.

Fang jetzt an

Schau in deinen Kalender und suche einen geeigneten Abend aus! Schicke einen Terminvorschlag an deine Freunde! Wähle einen Rezeptvorschlag aus!

Erstelle Regeln

Mache mit deinen Freunden aus diesen Kochabenden ein Ritual, das ihr beispielsweise jeden ersten Freitag im Monat einhaltet. So kann jeder langfristig planen.

Dokumentiere den Erfolg

Mache ein Foto von dem gedeckten Tisch, dem Essen und eurer Runde. Das ist eine schöne Erinnerung und animiert dazu, den lustigen Abend auch wirklich regelmäßig zu wiederholen.

Tipps für Pärchen

Im Beisein anderer Menschen ändert sich unser Essverhalten. Im Folgenden findest du ein paar Tipps für Pärchen, um zu zweit besser zu essen.

1. REGELN

Legt gemeinsam Regeln fest, hinter denen ihr beide steht! Jasmin versucht beispielsweise, mit ihrem Partner vor 19 Uhr zu essen. Weitere Regeln könnten sein, abends wenige oder keine Kohlenhydrate zu essen, keinen Nachschlag zu nehmen oder nicht vorm Fernseher zu essen. Zu zweit lassen sie sich besser durchhalten.

2. HARMONIE

Bewusst, langsam und harmonisch zu zweit zu essen heißt, sich zu unterhalten, aber nicht zu streiten. Versucht schwierige Themen auf die Zeit nach dem Essen zu verschieben, denn sonst werdet ihr zu schnell und zu viel essen, statt zu genießen. Auch wenn die Zeit im Alltag knapp scheint, gibt es bestimmt später noch einen passenderen Moment für eine Diskussion. Als Faustregel gilt: Um eine Mahlzeit in Ruhe einzunehmen, solltet ihr euch wenigstens zehn oder 15 Minuten Zeit nehmen.

3. KOCHEN

Für zwei Personen zu kochen *lohnt* sich gefühlt mehr als nur für eine Person. Nutzt das als Vorteil. Damit nicht immer nur einer dran ist, könnt ihr euch abwechselnd bekochen. Der jeweils andere räumt die Küche hinterher wieder auf. Oder ihr kocht zusammen. Gemeinsame Kochkurse können ebenfalls ein schönes Erlebnis sein.

4. AMBIENTE

Sorgt gemeinsam für ein schönes Ambiente mit Kerzen und einer Tischdekoration wie Tischläufern, Tischdecken oder Platzdeckchen, Servietten und angenehmer Hintergrundmusik. Ein Candle-Light-Dinner sollte nicht nur zweimal im Jahr zum Valentins- und Jahrestag auf dem Programm stehen. Macht den Alltag zum Erlebnis und gönnt euch ein schönes Essen unter der Woche!

5. SICH NICHT GEHEN LASSEN

Die größte Gefahr für Pärchen ist, sich gehen zu lassen. Nachgewiesenermaßen nehmen Menschen in einer Beziehung an Gewicht zu.[28] Sicher sind innere Werte wichtiger, aber wir fühlen uns selbst besser und können uns gegenseitig mehr Anerkennung zollen, wenn wir auf unsere Essgewohnheiten achtgeben. Auch nach 25 Jahren Beziehung sollten wir füreinander gut aussehen.

Vielleicht denkst du, dass ausführliche Kochabende euch erst recht dick machen. Doch wenn ihr zusammen nach den »Esst echtes Essen«-Leitsätzen kocht, esst ihr gesund und braucht keine Riesenportionen. Ihr genießt und schärft dabei eure Sinne! Es ist eher der Alltag mit seinen Knabbereien, Naschereien und süßen Getränken, der euch übergewichtig macht.

6. SPORT ZU ZWEIT

Ihr habt vielleicht unterschiedliche Arbeitszeiten, aber lässt sich nicht ein Termin in der Woche finden, an dem ihr zu zweit Sport treiben könnt? Das tut nicht nur gut, um Stress abzubauen, den Kopf freizukriegen und den Kreislauf in Schwung zu bringen, ihr erlebt auch etwas gemeinsam und sorgt für einen Ausgleich, um hinterher wiederum zusammen essen zu können. Auch wenn ihr keine Sportfanatiker seid, ist ein gemeinsamer, straffer Spaziergang ein guter Anfang und allemal besser als ein Sofaabend mit Knabbereien.

Healthy Habit: Candle-Light-Dinner zu zweit

Baue Widerstände auf bzw. ab

Plane einen Abend fest ein, an dem du deine bessere Hälfte bekochst. Ihr könnt euch abwechseln oder generell zusammen kochen. Besprecht ein paar Tage vorher, was ihr kochen wollt. Wählt ein Rezept aus und kauft die Zutaten ein. Stellt an dem Dinner-Abend das Telefon lautlos und fangt rechtzeitig an zu kochen und nicht erst, wenn ihr am Verhungern seid!
Schafft ein Ritual, das ihr jede Woche oder öfter einhaltet. Verpflichtet euch auch gegenüber anderen, dass dieser Abend nur für euch reserviert ist!

Fang jetzt an

Schau in deinen Kalender und wähle einen geeigneten Abend aus! Sende eine Nachricht an deine/n Liebste/n, dass dies der Beginn einer neuen gemeinsamen Gewohnheit sein wird! Suche einen Rezeptvorschlag aus!

Erstelle Regeln

Legt fest, wer an welchem Tag kocht, einkauft und danach die Küche wieder in Ordnung bringt. Tragt euch die Abende in den Kalender ein. Besprecht auch, was passiert, als Ausnahme oder Notfall gilt, falls der gemeinsame Abend mal ausfallen muss (Überstunden und »viel zu tun« sind keine Notfälle).

Dokumentiere den Erfolg

Macht ein Foto vom gedeckten Tisch und dem Essen. Das ist eine schöne Erinnerung und animiert meist dazu, sich beim Anrichten und bei der Dekoration beim nächsten Mal noch mehr Mühe zu geben!

Gesunde Mahlzeiten

Frühstück

Über kaum eine andere Mahlzeit wird so viel debattiert wie über das Frühstück. Manche frühstücken gar nicht, weil sie frühmorgens noch nichts runterbekommen oder sich die Zeit nicht nehmen wollen. Andere möchten hier Kalorien einsparen. Doch empfehlenswert ist weder das eine noch das andere.

Wir raten dir, jeden Morgen etwas zu frühstücken. Dein Körper braucht nach der Nacht Energie, um für den Tag gut gerüstet zu sein. Auch wenn es ein bisschen Zeit kostet – wenigstens zehn Minuten sollten für ein Frühstück drin sein. Ein ordentliches Frühstück kann ein gesundes Ritual für den Morgen sein, sodass du nicht in Hektik aus der Tür rennst.

Es gibt viele Philosophien hinsichtlich der Art des Frühstücks. Manche sagen, es sei egal, was du isst, denn es wird im Laufe des Tages alles noch verbrannt. Das stimmt zwar salopp gesagt, aber was du isst, beeinflusst dennoch, wie schnell du wieder Hunger bekommst. Im Folgenden stellen wir dir ein paar Frühstücksvarianten vor, die dir Energie für den Tag geben und lange vorhalten.

Ein gesundes Frühstück

Ein gesundes Frühstück ist ausgewogen. Das heißt, dass du nicht nur pure Kohlenhydrate zu dir nimmst, wie zum Beispiel ein helles Brötchen mit Nutella, sondern auch ein paar Ballaststoffe, Vitamine und Eiweiß.

Wir sind keine Nährstofffanatiker. Natürlich wären ein oder zwei Scheiben Vollkornbrot (gute Kohlenhydrate) mit einer dünnen Schicht Butter (Fett) sowie magerem Kräuterquark oder Hüttenkäse (Eiweiß) und Tomate oder Gurke (Ballaststoffe) ideal. Wenn dich das aber nicht zufriedenstellt, wirst du dich nicht dauerhaft dazu motivieren können. Du kannst deshalb anhand unserer Ratschläge Varianten für deinen Geschmack finden, indem du etwa den Belag deines Brötchens wechselst. Die Hauptsache ist, dass du nicht gleich mit einem hohen Punktestand auf deinem Zuckerkonto in den Tag startest.

Für Löffler: Cornflakes und Müsli

Du weißt bereits, dass wir generell von verarbeiteten und stark zuckerhaltigen Lebensmitteln abraten. Auch für das Frühstück gilt, dass du nach einem süßen Snack schnell wieder Hunger haben wirst. Viele Cornflakes, Frühstücksflocken und -müslis sind sehr zuckerhaltig. Auch wenn die Hersteller dir weismachen wollen, dass ihre Ware ein gesundes *Fitnessprodukt* sei – das ist sie nicht. Denn wenn du dir die Nährstofftabelle und die Inhaltsstoffe ansiehst, wirst du Zucker ganz weit oben auf der Liste finden. Besser ist zuckerreduziertes Müsli (obwohl das immer noch viel Zucker enthalten kann) oder optimalerweise eine Müslikreation, die du dir selbst zusammenmischst. Als Zutaten kommen in Betracht:

○ Haferflocken
○ Dinkelflocken
○ Quinoa (vorher kurz in der doppelten Menge Wasser oder Milch weich kochen)
○ Leinsamen

- Chiasamen
- Nüsse wie Haselnüsse oder Walnüsse
- Mandeln
- frisches Obst wie Banane, Apfel, Beeren, Pfirsich etc.
- Trockenobst
- Naturjoghurt
- Milch, Sojamilch, Mandelmilch, Hafermilch
- Wasser
- Fruchtsaft

Statt fertigen Fruchtjoghurt mit viel Zucker zu kaufen, solltest du Naturjoghurt nehmen. Bei Bedarf kannst du ihn selbst leicht mit Honig süßen. Wenn du unbedingt Cornflakes brauchst, kannst du sie in ungezuckerter Form deinem Müsli hinzufügen.

Du wirst merken, dass es hinsichtlich deiner Sättigung relativ egal ist, was du in deine Schüssel füllst. Ob nun Wasser oder Milch, Vollkorn oder nicht – du wirst ab einem bestimmten Volumen satt. Die Frage ist nur, wie lange du satt bleibst. Daher empfehlen wir dir, offen zu sein für unbekannte Zutaten und einfach auszuprobieren, was dir schmeckt und guttut.

Die Vorteile eines frisch zubereiteten Müslis mit Naturjoghurt sind vielfältig:

- Du weißt genau, was du isst, denn du stellst es selbst zusammen.
- Es sind keine Konservierungsstoffe oder andere Zusätze enthalten.
- Du bereitest es selbst zu und bist dadurch zufriedener.
- Du konsumierst morgens nicht schon eine große Menge Zucker.
- Du kannst Zutaten variieren und genau die Sorte zusammenstellen, die dir am besten schmeckt.

○ Du hast mehr Abwechslung anstelle von einer Familien-
packung, die du wochenlang essen musst (und von der die
leckersten Beeren schon nach vier Tagen aufgegessen sind).

○ Mit dem Obst senkst du die Energiedichte. Das heißt, du wirst
nicht nur vom Getreide satt, sondern auch durch kalorienär-
mere Zutaten.

○ Die Ballaststoffe des Obstes sorgen dafür, dass der Zucker
nicht so schnell ins Blut geht und du länger satt bleibst. So
musst du nicht schon nach zwei Stunden mit dem aufkom-
menden Hungergefühl kämpfen.

JASMINS ERFAHRUNG MIT MÜSLI: Jasmin aß als Kind oft Cornflakes. Später stieg sie auf Müsli um, hatte aber nach einer mor-
gendlichen Portion mit Milch oft Bauchschmerzen und einen
aufgeblähten Bauch. Bald stellte sich heraus, dass sie eine Laktoseunverträglichkeit hat und deshalb laktosefreie Milch trinken
sollte.

Irgendwann kam sie auf die Haferflocken-mit-Wasser-Vari-
ante. Diese verträgt sie noch viel besser. Die Haferflocken vari-
iert sie mit Zimt, einem Löffel Zucker, Marmelade, Kakao oder
Honig, Obst und Nüssen. Es ist erstaunlich, dass es fast keinen
geschmacklichen Unterschied macht, ob die Haferflocken in
Wasser oder (laktosefreier) Milch aufgekocht werden.

Vor einigen Monaten hat sie das Superfood Quinoa für sich entdeckt. Quinoa kann man genau wie Haferflocken kurz in Wasser
oder Milch aufkochen. Der Vorteil: Es enthält viel (pflanzliches)
Eiweiß, das Jasmin als Vegetarierin gut gebrauchen kann.

Beide Varianten sättigen für mindestens drei bis vier Stunden
oder länger. Trotzdem kann es langweilig werden, jeden Tag das
Gleiche zu löffeln. Am Wochenende zelebriert Jasmin deshalb
das Frühstück gern mit Brot oder (Dinkel-)Brötchen, Käse und
einem Ei. Das führt uns zum klassischen Abbeiß-Frühstück.

Für Abbeißer: Brot und Brötchen

In Gesellschaft und am Wochenende möchtest du vielleicht nicht nur eine Schüssel mit Hafer-Quinoa-Brei löffeln, sondern ein ausgiebiges Frühstück mit Käse, Wurst & Co. genießen. Auch hier entscheiden die Zutaten, wie lange du davon gesättigt bist.

Dunkle Vollkorn- bzw. Dinkelbackwaren machen aufgrund ihrer Zusammensetzung im Vergleich zu den hellen Brötchen, Baguette oder Toastbrot aus Weizenmehl länger satt. Lass dich nicht von den mit Zuckerrübensirup dunkel gefärbten Weizenbackwaren täuschen! Nur weil ein Brot dunkel ist, muss es kein Vollkornprodukt sein. Achte darauf, dass du wirklich Vollkorn- bzw. Dinkelprodukte aus echtem Korn kaufst.

JASMINS ERFAHRUNG MIT BROT UND BRÖTCHEN: Jasmin versucht, Brot und Brötchen nur noch bei *echten* Bäckereien zu kaufen. Was ein echter Bäcker sein soll? Wenn du dich selbst bedienen kannst, ist es kein echter Bäcker. Wenn die Backwaren mitten im Supermarkt herumliegen, war kein echter Bäcker am Werk. Wenn in deiner Bäckerei ums Eck ein großer Backofen herumsteht, ist es vermutlich ebenfalls kein echter Bäcker. Nur wenige Bäckereien stellen den Teig noch selbst her. Stattdessen wird dieser meist fertig geliefert und nur noch aufgebacken. Das spart Zeit und Geld. Die Teiglinge sind teilweise schon Monate alt und der Teig wurde mit Enzymen behandelt, damit er auf dem Fließband weniger klebt und die Brötchen beim Backen optimal aufgehen. Es gibt jedoch kaum Erkenntnisse darüber, wie die Zusatzstoffe und Backtriebmittel in unserem Körper wirken. Sie könnten unschädlich sein, aber wer weiß das schon genau? Daher empfehlen wir dir, nach *echten* Bäckern zu suchen und dein Brot und deine Brötchen dort zu kaufen. Ein echter Bäcker hat für gewöhnlich nur einen kleinen Verkaufsraum, aber im Hintergrund eine große Backstube, wo er selbst den Teig anrührt und die Brote und Brötchen backt. Wenn du dir unsicher bist, frage einfach konkret bei deinem Bäcker nach, ob er selbst backt.

Für Abbeißer: der Belag für Brot und Brötchen

Auch was du auf dein Brötchen legst und schmierst, entscheidet darüber, wann das Hungergefühl wiederkommt. Süße Aufstriche enthalten viel Zucker und machen dich nicht sehr lange satt. Besser ist ein herzhafter Belag. Je ursprünglicher dieser ist, desto besser. Besonders nachhaltig ist es, auf die Zufuhr von Eiweiß und Ballaststoffen zu achten, denn so bleibst du länger satt. Folglich sind magerer Quark, Frisch- oder Hüttenkäse, Harzer Roller und fettarmer Schinken, Putenbrust und ähnliche Beläge eine gute Wahl. Ein Ei zum Brot schadet in der Regel nicht, sondern hält durch die Proteine länger vor.

JASMINS ERFAHRUNG MIT DEM BELAG FÜR BROT UND BRÖT-CHEN: Am Wochenende zelebriert Jasmin das Frühstück mit verschiedenen Käsesorten und einem gekochten Ei. Beim Käse achtet sie darauf, hin und wieder eine neue Sorte zu probieren. An der Käsetheke gibt es mehr als nur die Standardsorten. Ansonsten gönnt sich Jasmin am Wochenende (mit mehr Zeit) oft auch einen Smoothie, worum es im übernächsten Abschnitt gehen wird. Zunächst folgt die Steigerung des Abbeiß-Frühstücks.

Für Gourmets: das herzhafte und warme Frühstück

Fortgeschrittene bereiten sich morgens ein Omelett, einen Pfannkuchen oder ein Rühr- oder Spiegelei zu. Wenn du Zeit und Lust darauf hast, gilt auch in diesem Bereich: lieber Dinkelvollkorn- oder Buchweizen- statt Weizenmehl. Wähle statt süßem Belag die herzhafte Variante. Denn ein Pfannkuchen mit Marmelade oder Nutella lässt den Blutzucker hochschießen und ist daher vielleicht im Urlaubshotel ein schöner Genussmoment, aber für den Alltag keine gute Empfehlung.

Wir, Jasmin und Patrick, frühstücken zwar ausgiebig, haben aber auf morgendliche Kochsessions wenig Lust. Lieber heben wir uns die Motivation zu kochen für mittags und abends auf.

Für Schlürfer: Smoothies

Überrascht es dich, dass es über gesund anmutende Smoothies kontroverse Diskussionen gibt? Wahrscheinlich nicht. Smoothies sind lecker und eine unkomplizierte Erfrischung für zwischendurch. In Eigenregie sind sie auch schnell gemacht: Obst, Gemüse, Wasser, Eiswürfel in den Mixer – fertig. Sie haben aber leider auch ein paar Nachteile:

- Der Begriff *Smoothie* ist nicht geschützt – es fehlen daher genaue Vorschriften bzw. Anforderungen für die Zutaten. Fertige Smoothies können zugesetzten Zucker, Konservierungs-, Farb- und sonstige Zusatzstoffe enthalten. Du solltest daher die Zutatenliste immer genau durchforsten.
- Die meisten fertigen Smoothies enthalten mehr Kalorien als eine Cola und sind somit kein Durstlöscher, sondern eine kleine Mahlzeit. Das gilt übrigens leider auch für selbst gemachte Smoothies.
- Ein Smoothie ist noch lange kein Obstersatz. Die Verarbeitung des Obstes zerstört die sättigenden Ballaststoffe. Bei industriell erstellten Smoothies gehen zudem viele Vitamine verloren.
- Smoothies müssen nicht gekaut werden, was ebenfalls weniger gut sättigt.
- Es werden oft nur saftige Obstsorten verarbeitet, weshalb die Zutaten im Smoothie nicht sehr ausgewogen sind.

Als gesündere Variante gelten grüne Smoothies. Sie bestehen aus (klar: grünen) Gemüsesorten wie Salat, Gurke, Grünkohl und zusätzlich aus Obst. Wenn Gemüse in Vergessenheit geraten ist und etwas länger im Kühlschrank lag, ist ein grüner Smoothie eine gute Verwertungsmöglichkeit. Grüne Smoothies sind grundsätzlich weniger süß und sollten wenig oder gar nicht nachgesüßt werden, denn gesüßt haben sie prinzipiell die gleichen Nachteile wie Obst- und Fertig-Smoothies.

Achtung: In Maßen sind Smoothies kein Problem. Sie eignen sich jedoch nicht als dauerhafter Obstersatz oder Gewissensberuhiger, wenn du mal gesündigt hast.

JASMINS ERFAHRUNG MIT SMOOTHIES: Jasmin war beim ersten Smoothie-Mixen sehr glücklich, dass sie mit ihrem Mixer im Handumdrehen große Mengen Obst klein häckseln konnte, die sie im Rohzustand nie hätte essen können. Sie war auch positiv überrascht, dass ihr Bauch sich nicht aufblähte, obwohl der Smoothie Äpfel, Bananen, Orangen, Nektarinen und mehr enthielt.

Healthy Habit: Gesundes, warmes Frühstück löffeln

Baue Widerstände auf bzw. ab

Stelle dir den Wecker so, dass du morgens wenigstens eine Viertelstunde Zeit für das Frühstück hast!

Kaufe die Zutaten, um einen Brei aus Dinkelflocken, Haferflocken oder Quinoa mit Früchten zubereiten zu können. Du kannst ihn am Vorabend schon vorbereiten und im Kühlschrank aufbewahren. Das Warmmachen geht schnell und du hast so mehr Zeit zum Essen.

Werde ungesunde Alternativen wie Kuchen, süßes Müsli, Nutella usw. los oder verschenke sie!

Frühstücke nach Möglichkeit gemeinsam mit deinem Partner oder der Familie.

Fang jetzt an

Stelle dir den Wecker für morgen auf eine Uhrzeit, die dir die neue Gewohnheit ermöglicht, und besorge die notwendigen Lebensmittel!

Erstelle Regeln

Lege fest, wann du das gesunde Löffelfrühstück essen möchtest und wann ein anderes Frühstück erlaubt ist (zum Beispiel am Wochenende). Entscheide auch Details, zum Beispiel ob du den Brei vorbereitest oder morgens kochst!

Dokumentiere den Erfolg

Lade dir unsere Healthy-Habits-Checkliste herunter und trage die Gewohnheit ein. Hake jeden geschafften Tag ab!

Mittagessen

Auch mittags essen viele Menschen nichts – aus Mangel an Alternativen oder aus Überzeugung. Aus unserer Sicht ist das keine Lösung, denn der (Heiß-)Hunger kommt bestimmt und damit auch die Gefahr, sich später am Tag zu überessen.

Höchstwahrscheinlich bist du mittags nicht zu Hause und es mag dir auf der Arbeit schwerfallen, gesund zu essen. Aber warum eigentlich? Auch Kantinenessen oder Bestelltes kann gesünder sein, als du denkst.

Wenn es eine Kantine gibt

Für den Fall, dass es in deinem Bürogebäude, deiner Arbeitsstätte oder in der Nähe eine Kantine gibt, stehen deine Chancen gut, dass du dort eine vollwertige Mahlzeit essen kannst. Häufig ist die Qualität des Essens in Kantinen verschrien, aber wir glauben, dass es oft nur die Erwartungen sind, welche die Wahrnehmung steuern. Auch wenn die Kartoffeln und das Gemüse nicht mehr knackig sind (wie soll das auch gehen, wenn sie morgens um 6 Uhr zubereitet wurden), ist die Mahlzeit noch wertvoller als ein Teilchen vom Bäcker. Um in der Kantine die gesündeste Wahl zu treffen, kannst du dich an den Regeln für das Essen unterwegs (siehe Abschnitt »Unterwegs gesund essen und trinken«) orientieren.

Wenn es keine Kantine gibt

Wenn keine Kantine in der Nähe ist, gibt es diese Alternativen:

○ **Bäcker:** Eher ungünstig, denn die Teilchen machen nicht lange satt und enthalten keine wertvollen Bestandteile. Eine Laugenbrezel ist zwar lecker, sollte aber eine Ausnahme bleiben.

○ **Essen gehen:** Restaurants in der Nähe von Geschäftsvierteln bieten manchmal bezahlbare und schnelle Business-Menüs an, auch für Menschen mit kurzer Mittagspause. Wenn du eine Gruppe von Arbeitskollegen findest, wäre damit auch die soziale Komponente gesichert. Orientiere dich bei der Essensauswahl ebenfalls an den Ratschlägen im Abschnitt »Unterwegs gesund essen und trinken«.

○ **Döner:** Besser als nichts, aber bitte nicht regelmäßig, denn das Fleisch ist hochgradig verarbeitet und wer weiß schon genau, was in der Soße ist? Besser: Wähle die vegetarische Variante ohne Fleisch oder mit Halloumi.

○ **Bulette/Wiener/Bock-/Brat-/Currywurst:** Ungünstig, denn das Fleisch ist stark verarbeitet und hat in Kombination mit einem (hellen) Brötchen wenig mit einer vollwertigen Mahlzeit zu tun. Auch nur als Ausnahme geeignet.

○ **Fleischer oder Schnellimbiss:** Wenn es einen Imbiss gibt, kannst du häufig wenigstens einen Eintopf essen. Linsen-, Erbsen-, Gulaschsuppe und dergleichen wären die gesündeste Wahl. Manchmal gibt es auch Nudelpfannen mit Gemüse; auch Kassler mit Sauerkraut und Salzkartoffeln geht als vollwertige Mahlzeit durch. Ein Schnitzel ist stärker verarbeitet, fettiger und ist wie eine Haxe zu deftig, um dich eine halbe Stunde später wieder produktiv arbeiten zu lassen.

○ **Suppenbar:** Volltreffer! Wenn du eine Suppenbar in deiner Nähe hast, ist die Ernährungslage gesichert. Hier lohnt sich eine Bonuskarte!

- **Supermarkt:** Immer öfter findest du im Kühlregal gesunde Snacks wie Gemüsesticks, Wraps und geschnittenes Obst oder Salate. Letzterer wäre eine gute Wahl, lass aber die Finger von den mitgelieferten Soßen, die meist zucker- und sahnehaltig sind. Deponiere für solche Fälle doch einfach Essig, Öl, Salz und Pfeffer in deinem Büro. Lass auch die Fertiggerichte für die Mikrowelle lieber weg. Greife stattdessen zu Trockenobst, Nüssen und Studentenfutter!
- **Obst-und-Gemüse-Händler:** Uns würde es für das Mittagessen nicht ausreichen, nur rohes Obst oder Gemüse zu essen, aber es ist eine Variante, wenn der Hunger zuschlägt und nichts anderes in Reichweite ist.
- **Fischrestaurant:** Kann je nach Fischsorte und Beilage eine gute Alternative sein. Paniertes wie Fischstäbchen ist allerdings keine gesunde Wahl! Ideal sind weiße Fischsorten wie zum Beispiel Seelachs, Zander und Kabeljau.
- **Sushi:** Sehr gut, aber vielleicht preislich nicht jeden Tag möglich.
- **Asiate:** Gute Wahl! Möglichst eine Gemüse-Reis-Pfanne mit gekochtem statt gebratenem Reis oder gebratenen Nudeln wählen.
- **Lieferdienst:** Bestimmt bieten diese nicht nur Pizzen und Pasta an, sondern auch Gemüsegratins und Salate (wie Couscous-Salat).
- **Etwas im Kühlschrank stationieren:** Bingo! Wenn du etwas in der Firmenküche deponieren kannst und es dort auch noch eine Mikrowelle zum Aufwärmen von Speisen gibt, bringe dir vorgekochtes Essen oder auch die Reste vom Vortag mit. Für die Kühlschranklagerung bieten sich auch Obst mit Joghurt, Quark, Milch etc. an. Gibt es keine Möglichkeit, etwas aufzuwärmen, lege dir eine Thermoskanne zu, in die du zum Beispiel warme Suppe abfüllst. Bis zum Mittagessen sollte diese warm bleiben.

○ **Etwas Kaltes mitbringen:** Auch wenn es keinen Kühlschrank gibt, kannst du trotzdem ein belegtes (Vollkorn-)Brot, Gemüse und Obst von zu Hause mitbringen. Auch ein kalter Kraut-, Reis-, Tomaten- oder Couscous-Salat ist ein gutes Mitbringsel.

○ **Etwas im Büro stationieren:** In deiner Schublade könntest du Nüsse, Mandeln, Studentenfutter, Trockenobst und Sonnenblumenkerne für den kleinen Hunger zwischendurch bunkern.

Healthy Habit: Mittagessen mitnehmen (Mitbringgemeinschaft)

Baue Widerstände auf bzw. ab

Suche dir Rezepte für einfache Gerichte und kaufe die Zutaten dafür ein!

Teile dich mit Kollegen ein: Jeder von euch bringt an einem Tag der Woche für sich und die jeweils anderen etwas von zu Hause mit. So musst du nicht jeden Tag kochen, sondern nur jeden zweiten oder dritten.

Kaufe kein Fertigessen, das du in einem schwachen Moment mitnimmst, statt zu kochen.

Legt euch in eurer Mitbringgemeinschaft schon ein paar Tage im Voraus (in der Vorwoche) fest, wer was und wann kocht. So fühlt ihr euch gegenseitig verpflichtet.

Fang jetzt an

Suche dir ein Rezept, das du für den nächsten Arbeitstag kochst.

Erstelle Regeln

Lege fest, wie oft du für dich kochst bzw. wer wie oft in eurer Mitbringgemeinschaft dran ist. Sprecht ab, wer welche Vorlieben hat (Allergien, Vegetarier ...). Tauscht eure Handynummern aus, sodass bei Krankheit, Urlaub oder in einem Notfall jemand einspringen kann.

Dokumentiere den Erfolg

Macht Fotos von euren Gerichten. In einer digital geteilten Notiz könnt ihr euren Speiseplan festhalten und abstimmen.

Lade dir unsere Healthy-Habits-Checkliste herunter und trage die Gewohnheit ein. Hake jeden geschafften Tag ab!

Abendbrot

Beim Abendbrot sind sich die meisten Ernährungsphilosophen einig: möglichst früh, wenig Kohlenhydrate und stattdessen viel Eiweiß. Lass uns die Punkte durchgehen und überlegen, wann und was du demzufolge essen solltest.

Wann du essen solltest

Wir achten bei der letzten Mahlzeit des Tages darauf, bis zur Nachtruhe noch ein paar Stunden Zeit zu lassen. Wenn wir gegen 23 Uhr ins Bett gehen, versuchen wir spätestens um 20 Uhr, aber besser noch um 19 Uhr zu essen. Ein weniger voller Magen erleichtert das Einschlafen und erhöht die Qualität des Schlafes. Außerdem können wir Energie, die wir kurz vor dem Schlafengehen aufnehmen, nicht mehr verbrennen.

Wenn du unterwegs bist oder spät heimkommst

Im Alltag gibt es immer Ausnahmen. Auf diese solltest du vorbereitet sein. Wenn du absehen kannst, dass du erst spät nach Hause kommst, solltest du unterwegs zu einer angemessenen Zeit essen (Tipps dazu siehe Abschnitt »Auf Reisen und langen Autofahrten«). Wenn es ungeplant doch zu einer späten Mahlzeit kommt, iss nicht mehr viel und etwas möglichst Gesundes!

Was du essen solltest (und was nicht)

Das ideale Abendbrot ist kohlenhydratarm und eiweißreich. Dahinter steckt, dass wir nicht mehr viel Energie für die letzten Stunden des Tages brauchen und möglichst wenige überflüssige Kohlenhydrate zuführen wollen, die doch nur in Fett umgewandelt werden. Trotzdem sehen wir das selbst relativ entspannt und verfolgen keine pauschale Low-Carb-Diät. Das heißt, wir essen auch Brot oder Pasta, allerdings mit Bedacht. Da trotzdem ein bestimmtes Volumen zur Sättigung nötig ist, kannst du mit Gemüse etwas nachhelfen.

Am besten versuchst du, abends eine Suppe oder einen Salat statt Pasta oder nur Brot zu essen. Auch rohes oder gekochtes Gemüse ist günstig. Mit einem deftigen Batzen Fleisch hat dein Magen eine Weile zu tun, weshalb das eher etwas für das Mittagessen ist. Gegen mageres Fleisch oder Fisch ist dagegen nichts einzuwenden. Diese decken insbesondere deinen Eiweißbedarf.

Vegetarier können auf pflanzliches Eiweiß zurückgreifen, zum Beispiel Hülsenfrüchte wie Linsen und Bohnen. Auch Tofu, Quark und magerer Käse sind gute Eiweißquellen.

Ideen für vegetarische Abendbrot-Rezepte

Hier sind nun einige Abendbrotvarianten ohne Fleisch (um Zeit und Mühe zu sparen) und ohne Brot oder Pasta (um Kohlenhydrate zu vermeiden).

- Rohe Gemüsesticks (Möhren, Paprika, Rettich, Kohlrabi), Gurkenscheiben und Tomaten mit selbst gemachtem Dip aus Quark, Naturjoghurt, Kräutern und Gewürzen

- Gemüse (Aubergine oder Zucchini) mit Reis, Bulgur oder Couscous füllen und mit Feta überbacken. Dazu eine einfache Tomatensoße.

Ideen für vegetarische Abendbrot-Rezepte

○ Gefüllte Blätterteigtasche, etwa mit Ziegenkäse und Lauch oder Feta und Spinat

○ Salat (Feld-, Romana-, Rucola-, Pflück-) mit Käse, zum Beispiel normaler oder Büffel-Mozzarella, Feta, Halloumi, Grillkäse, Ziegenkäse, geriebener Käse

○ Avocado-Mozzarella-Salat,   Rote-Bohnen-Schafskäse-Salat, Avocado-Gurken-Feta-Salat

○ Süßer Salat, zum Beispiel Chicorée-Salat mit Chicorée, Orange, Apfel, Birne, Banane, Nüssen, Zucker, Zitrone oder grüner Salat (Eisberg, Feldsalat) mit (wenig) Zucker, Zitrone

○ Couscous-Salat

○ »Frei-Schnauze-Reste«-Salat aus Grünzeug, Obst, roh essbarem Gemüse, Kräutern, Gewürzen

○ Überbackenes Obst, zum Beispiel Apfel oder Birne, mit Ziegenkäse

○ Suppen wie Karotte-Ingwer (Winter), Brokkoli, Bärlauch-Kartoffel (Sommer), Hackfleisch-Käse-Lauch

○ Kartoffeln mit Dip aus Joghurt, Gurke (Salatgurke oder saure Gurke), Koriander oder anderen Küchenkräutern, Salz, Pfeffer

○ Antipasti, zum Beispiel gerollte Auberginen (dauert ein bisschen, auf Vorrat machen)

Auch wenn du abends wenig Lust zum Kochen hast, lohnt es sich trotzdem. Am nächsten Tag hast du, wenn du genug kochst, schon das Mittagessen gesichert. Das Wichtigste am Abendbrot ist, dass du zufrieden bist. Wir essen lieber ein bisschen mehr oder deftiger, als herkömmliche Diäten empfehlen, statt zwei Stunden später noch eine Portion Chips, Schokolade und andere Knabbereien zu verdrücken.

Healthy Anti-Habit: nach dem Abendbrot nicht naschen

Baue Widerstände auf bzw. ab

Gönne dir ein ausführliches Abendbrot, das dich zufriedenstellt. Kaufe kein Knabberzeug! Nimm auch keine kostenlosen Probierpackungen mit! Packe Altbestände weit weg, friere sie ein oder verschenke sie. Nimm sie bei der nächsten Gelegenheit zu Freunden mit! Schiebe die Knabbereien in einer Kneipe rüber zu deiner Begleitung oder lass sie zurückgehen! Fang klein an, indem du dir nur drei Tage oder eine Woche vornimmst! Platziere dafür einen Zettel am Knabbereien- bzw. Kühlschrank: »Bis zum [Datum] esse ich keine Süßigkeiten und kein Knabberzeug.«

Suche dir einen *Buddy* und rufe ihn an, wenn du strauchelst. Verpflichte dich öffentlich gegenüber Freunden oder Mitbewohnern. Sie sollen dich an die Gewohnheit erinnern.

Mach weiter, wenn du schwach geworden bist!

Gehe spazieren oder besuche Freunde, statt alleine abzuhängen!

Fang jetzt an

Suche *jetzt* alle Knabbereien zusammen, verstecke sie oder verschenke sie. Schreibe dir deinen Erinnerungszettel und eine Nachricht an deine Unterstützer bzw. such dir einen *Buddy*!

Erstelle Regeln

Triff eine Vereinbarung mit dir, bis wann du essen darfst und was als Naschen nach dem Abendbrot gilt.

Dokumentiere den Erfolg

Lade dir unsere Healthy-Habits-Checkliste herunter und trage die Anti-Gewohnheit ein. Hake jeden geschafften Tag ab!

Desserts

Wenn du nach jeder Mahlzeit das Gefühl hast, dass du noch etwas Süßes brauchst, isst du zu viel Zucker. Desserts sollten eine Ausnahme statt die Regel sein.

Wenn du für jemanden kochst und dein Menü auch ein Dessert beinhalten soll, ist das in Maßen jedoch kein Problem. *Ein sahniges Dessert wird dich nicht dick machen.* Wenn du es allerdings jeden Tag isst, schon.

Im Internet findest du viele Dessert-Rezepte. Du kannst steuern, wie sehr ein Dessert zu Buche schlägt, wenn du es selbst zubereitest und die Zutaten variierst. Du kannst meistens weniger Zucker als die empfohlene Menge verwenden (maximal die Hälfte) und es wird immer noch ausreichend süß schmecken. Füge lieber mehr Früchte hinzu statt Zucker!

Hier ein paar Anregungen für ein paar selbst gemachte Desserts, die wir selber ab und zu zubereiten:

○ **Obstteller:** Das Auge isst mit. Ein toll angerichteter Teller mit geschnittenem Obst kann optisch noch verlockender sein als ein Tiramisu.
○ **Joghurt mit Obst:** Im Gegensatz zu industriellem Fruchtjoghurt ist Naturjoghurt mit Früchten gesünder und billiger. Außerdem enthält er tatsächlich echte Früchte! Wenn du als kleinen Nachtisch etwas Naturjoghurt mit ein paar Scheiben

Obst anrichtest, ist die Herausforderung »gesundes Dessert« schon geschafft.

○ **Schichtdessert:** Eine einfache Variante ist ein Dessert im Glas, in das du abwechselnd eine Creme und Obst schichtest. Die Creme kannst du in kurzer Zeit aus Schlagsahne, Quark, Naturjoghurt, Mascarpone, Zucker und Vanillezucker anrühren. Je weniger Schlagsahne und Mascarpone, desto gesünder. Die Sahne solltest du separat und ohne (Vanille-) Zucker zu einer steifen Masse schlagen und danach unterheben. Das Obst kann frisch, aber auch Tiefkühlobst sein, zum Beispiel Beeren. In diesem Fall solltest du dem Obst vor dem Servieren ein paar Stunden im Kühlschrank geben, damit die Früchte auftauen können.

○ **Obstpudding:** Einfach und weniger gehaltvoll ist ein Kompott aus Obst (Pflaumen eignen sich besonders gut). Für vier Portionen schneidest 500 Gramm Früchte klein, kochst sie in 200 Milliliter (leicht!) gezuckertem Wasser mit Zimt und gibst dann eine Packung Puddingpulver, in sechs Esslöffel Wasser eingerührt, dazu. Abkühlen lassen – fertig.

Sei kreativ und kombiniere Zutaten wie Beerenobst, Joghurt, Quark, Nüsse, Zimt, Vanilleschoten, Schokosplitter (selbst von der Zartbitter-Tafel geraspelt), Kokosnuss, Mandeln usw. ganz nach deinem Geschmack!

Snacks für den Appetit zwischendurch

Wie im Abschnitt über Heißhunger erwähnt, sollten wir gesunde Alternativen griffbereit haben, denn der Hunger kommt bestimmt. Hier sind einige gesunde Snacks, die wir, Patrick und Jasmin, selbst als Zwischenmahlzeit bevorzugen:

- ○ rohes Obst wie Apfel, Banane, Pflaume
- ○ rohes Gemüse wie Möhren, Gurke, Kohlrabi, Rettich, Tomaten
- ○ Dip aus Frischkäse oder Quark, Joghurt, Kräutern und Gewürzen
- ○ Vollkornbrot/-brötchen mit Quark, Frischkäse, Hüttenkäse – darauf Gurke, Tomate, Salat
- ○ hart gekochte Eier
- ○ Gemüsesticks (mit Quark- oder Frischkäsedip)
- ○ Studentenfutter und Trockenfrüchte
- ○ Mandeln oder ungesalzene Nüsse
- ○ Sonnenblumenkerne
- ○ vorbereiteter Reis- oder Couscous-Salat
- ○ zuckerarme Vollkornkekse
- ○ selbst gemischtes Müsli (ohne Zucker) aus Dinkel-/ Haferflocken
- ○ vorgekochter Quinoa

Unterwegs gesund essen und trinken

Unterwegs bist du einem Umfeld ausgesetzt, das du nicht beeinflussen kannst. Es ist daher schwer, deine Gewohnheiten beizubehalten. Überall warten zuckerhaltige Snacks und Getränke zu niedrigen Preisen auf dich: Du denkst, es ist Zufall, dass die Tür zum Selbstbedienungsbäcker offen steht? Der Geruch soll dich in den Laden locken! Gehe möglichst nicht mit leerem Magen los (oder einkaufen). Je nach Situation können die folgenden Strategien hilfreich sein:

1. IM RESTAURANT

Wir finden Restaurantbesuche und Brunchorgien tückisch. Meistens ist es so lecker, dass wir uns völlig vergessen. Auswärts essen wir vielleicht bewusster als zu Hause, aber oft sind die Mengen überdimensioniert. Restaurants wollen uns zufriedenstellen und machen die Portionen oft üppiger, als es gut für uns wäre.

○ Verliere nicht das Ziel aus den Augen, dich nach dem Essen besser zu fühlen als vorher! Dadurch wird deine Erinnerung an die Mahlzeit positiver sein.
○ Iss nicht aus Geiz oder Weltrettungsgedanken alles auf! Du kannst übriges Essen einpacken lassen, mitnehmen, aufheben, einfrieren und Nachbarn oder Freunden anbieten!

○ Frage den Kellner nach der Größe der Portion, wenn du dir unsicher bist, ob ein Gang reicht.

○ Bestelle nicht zu viel auf einmal. Meist sind Vorspeise und Hauptgericht schon zu viel. Wenn du schon weißt, dass die Portionen riesig sind, bestelle nur ein oder zwei Vorspeisen statt eines Hauptgangs.

○ Frage den Kellner nach der Spezialität des Hauses. So bekommst du einen Tipp, welches Gericht besonders frisch oder empfehlenswert ist.

○ Für Mutige: Bestelle einen Seniorenteller.

○ Bestelle lieber nacheinander und fange klein an. Wenn du nach diesen Gängen nach einer Weile (15-Minuten-Regel) wirklich noch Hunger haben solltest, kannst du noch etwas bestellen.

○ Der Sahnefaktor: Pasta wird oft mit Sahnesoße serviert und schmeckt daher immer gut. Nicht immer ist die Soße aber selbst gemacht. Ausgewogener sind Ofengemüse oder ein reichhaltiger Salat mit Spezialzutat wie zum Beispiel Ziegenkäse, Walnüssen, Pinienkernen oder frischen Früchten.

○ Trinke Wasser, um deinen Durst zu stillen! Alkoholische Getränke sind für den Genuss in Maßen in Ordnung. Auch ein alkoholfreies Weizenbier ist eine Alternative zu Cola und anderen süßen Getränken, aber durchaus reichhaltig.

○ Wenn alles auf der Speisekarte verlockend klingt, du aber nicht über die Stränge schlagen möchtest, wähle die Speisen, die aufgrund ihrer Zusammensetzung bzw. Verarbeitung gesünder sind. Wenn du zweifelst, entscheide dich für:

- vegetarisch statt Fleisch (eine große Fleischportion liegt schwer im Magen und macht müde)
- erkennbares Fleisch (Steak) statt undefinierbare Bällchen
- (Ofen-)Kartoffeln statt Kroketten, Pommes oder Bratkartoffeln
- Wildreis oder Vollkornreis statt weißem Reis

- Vollkornnudeln statt hellen Nudeln
- Gemüse und Salat statt Brot oder Nudeln als Beilage
- Essig und Öl zum Salat statt Mayonnaise, Caesar oder French Dressing
- Wenn du verschiedene Gerichte probieren möchtest, teile sie mit einem Tischnachbarn.
- Bestelle Gerichte, die du zu Hause nie kochst.
- Verzichte auf ein Dessert! Du bist doch bestimmt schon satt, oder?

2. BEI EINER FEIER ODER ANDEREN ALL-YOU-CAN-EAT-BUFFETS

Hochzeiten, Firmen-, Weihnachts- und Geburtstagsfeiern haben eine Gemeinsamkeit: ein üppiges Buffet, das uns gnadenlos in Versuchung führt. Vermeide, dich auf dem Heimweg schlecht zu fühlen, und versuche, folgende Tipps zu beherzigen:

- Wenn möglich, vermeide All-you-can-eat-Situationen, insbesondere wenn du dich schwer damit tust, nur eine Portion zu essen.
- Setze dich weit weg vom Buffet und mit dem Rücken zur Futterbahn! So überlegst du es dir noch mal, ob du dich auf den Weg machst.
- Schau dir beim ersten Gang das Buffet in Ruhe an und lass den Blick über das gesamte Angebot schweifen. So weißt du von vornherein, was du unbedingt probieren willst, kennst die Optionen und teilst dir den Platz im Magen ein.
- Nimm kleine Teller, denn auf große Teller packst du automatisch mehr drauf.
- Nimm nur ein bisschen von jeder Speise. So kannst du mehr probieren und bist zufriedener.
- Koste von den Dingen, die du zu Hause nicht selbst kochst bzw. zubereiten kannst. Du weißt ja, wie Nudeln und Reis schme-

cken. Lass sie weg und konzentriere dich auf Gemüse, Fisch und Fleisch. Satt wirst du auch ohne die Sättigungsbeilage.

Wenn dich Freunde, Bekannte, Kollegen oder die Gastgeber dazu bewegen wollen, noch mehr zu essen, kannst du dir vorher ein paar Worte zurechtlegen, damit du nicht in Verlegenheit gerätst. Je nach Bedarf und Situation kannst du Folgendes sagen:

○ »Nein danke. Ich bin schon satt, es war aber sehr lecker!«
○ »Nein danke. Ich esse meistens zu viel und will mich heute beherrschen.«
○ »Nein danke. Ich habe Probleme mit dem Magen und muss mich etwas zurückhalten.«
○ »Nein danke. Ich habe eine Allergie gegen ...«

Wenn du das Gefühl hast, das Gespräch auf ein anderes Thema lenken zu müssen, könntest du über das Catering sprechen (Gibt es viele Anbieter? Wer hat das Menü ausgewählt?), die Stadt, das Wetter, die Veranstaltung etc.

3. IN EINER BAR/KNEIPE
Wenn du mit Freunden in einer Kneipe bist, ist es nicht der Moment, um dich in Sachen Ernährungsdisziplin zu verwirklichen. Wir trinken bei solchen Gelegenheiten auch ein, zwei Bier, Wein oder einen Cocktail zum Genuss. Ab und an sind solche Ausreißer kein Problem. Denke aber immer daran:

○ Trinke vorab Wasser gegen den Durst! Wasser ist wesentlich gesünder als Softdrinks.
○ Trinke langsam und bewusst! Nimm den Strohhalm heraus, wenn du dadurch langsamer trinkst!
○ Ein Bier, dann ein Cuba Libre, dann Caipirinha ... Wir trinken insgesamt mehr, wenn wir das Getränk wechseln. Bleiben

wir allerdings bei einer Sorte, haben wir es irgendwann satt, hören auf oder trinken langsamer. Entscheide dich daher früh am Abend, was du trinken wirst.

○ Ein Radler hat mehr Kalorien als ein Pils, da es zuckerhaltiger ist. Entscheide dich daher im Zweifel lieber für das pure Pils.

○ Genieße einen Cocktail und nimm dir dafür extra Zeit. Er enthält meist viel Zucker und ist damit wie eine Süßigkeit zu behandeln.

○ Widerstehe Knabbereien! Natürlich freuen sich alle über kostenlose Knabbereien am Tisch. Die sind jedoch nur dazu da, unseren Durst anzuregen. Dadurch bestellen wir mehr Getränke, deren Alkohol wiederum den Appetit anregt. Du kannst Knabbereien entweder einfach freundlich ablehnen oder demonstrativ deinen Tischgenossen hinschieben und dich enthalten.

4. IN DER STADT

Bei einem Stadtbummel ist es schwierig, an deinen Gewohnheiten festzuhalten. Folgende Strategien helfen uns, in der Fußgängerzone gesund zu snacken:

○ Bei aufkommendem Appetit tut es statt einer Mahlzeit vielleicht auch ein Getränk. Am besten wäre ein Glas Wasser oder eine Tasse Tee. Wenn es doch ein Fruchtsaft sein soll, dann bitte den frisch gepressten und keinen Fertigsaft. Ersterer enthält Vitamine und keine Zusätze.

○ Wenn der Hunger doch akut ist, greife nicht zu Pommes, Döner oder Currywurst, sondern suche dir eine gesunde Alternative. Hier gilt wieder: Entscheide dich für kalorienarmen Salaten, Gemüsesticks mit Dip oder Wraps. Manchmal lohnt sich der Gang an die Kühltheke eines Supermarktes, statt in der Fast-Food-Etage des Shoppingcenters vergeblich nach etwas Gesundem zu suchen.

○ Ungesunde Snacks auf Weihnachts- und Jahrmärkten sind ab und zu kein Problem. Wenn du häufiger auf einem Markt etwas snackst, wähle weise. Geröstete Maronen sind gesünder als gebrannte Mandeln, ein Bratapfel ist besser als Stollen. Ein Crêpe mit Apfelmus ist weniger mächtig als in Fett frittierte Schmalzküchle oder Lángos. Ein Maiskolben hat weniger Kalorien als ein Reibekuchen und Apfelpunsch ist besser als Glühwein.

○ Schau mit kritischem Auge auf das Angebot und suche dir aus, was optisch ansprechend ist. Ein guter Denkansatz ist auch: »Was würde ich meinen Kindern zu essen geben?« Eine in Currysoße ertrinkende Wurst oder eher einen Wrap mit Ei und Gemüse?

5. AUF REISEN UND LANGEN AUTOFAHRTEN

Je länger du von zu Hause weg bist, desto schwerer wird es sein, deine neuen Gewohnheiten beizubehalten. Die äußeren Umstände erschweren dir die Kontrolle über dein Essen. Hier sind ein paar Kniffe, die unterwegs helfen:

○ Versuche, trotz der ungewohnten Umgebung so viele Gewohnheiten wie möglich beizubehalten. Überlege dir schon vorher, was du dafür brauchst. Genauso wie du Sportsachen einpacken kannst, solltest du dich ernährungstechnisch vorbereiten und beispielsweise Müsli oder etwas anderes fürs Frühstück mitnehmen. Vereinbare mit dir (und gegebenenfalls mit deiner Reisebegleitung) einen Deal, dass deine Ernährung Priorität hat.

○ Lass keine langen Pausen von mehr als vier Stunden zwischen deinen Mahlzeiten! Sie würden dich aushungern und unzufrieden machen. Bei der nächsten Mahlzeit wirst du dich dann überessen. Plane deshalb sorgfältig voraus.

○ Trinke viel! Oft vergessen wir unterwegs zu trinken, weil wir nichts dabeihaben. Nimm dir daher von zu Hause oder bei günstigen Gelegenheiten (Supermärkte) ausreichend Wasser mit.

○ Iss nicht am Steuer! Es ist nicht nur gefährlich, sondern du isst auch nicht bewusst. Du wirst ähnlich wie vorm Computer schneller essen, dadurch früher wieder Hunger bekommen und dich kaum daran erinnern, wann, was und wie viel du gegessen hast.

○ Rechne mit Leerlauf und Wartezeit! Wenn du einige Stunden am Flughafen warten musst oder im Auto sitzt, kannst du einen gesunden Snack mitnehmen, um nicht überteuertes und ungesundes Fast Food essen zu müssen.

○ Einen Tag mit deinen Gewohnheiten zu brechen ist in Ordnung. Aber lass es nicht einreißen! Das heißt, setze keine zwei Tage in Folge mit deinen Gewohnheiten aus.

○ Mach aus deinen Gewohnheiten ein Ritual, das dir Gewissheit gibt. Während du vieles auf einer Reise nicht planen kannst, geben deine Gewohnheiten dir Halt – beispielsweise wenn du morgens Tee oder Wasser trinkst, deine Haferflocken isst oder vor einer Mahlzeit eine Kerze anzündest.

○ Genauso kannst du als Erstes nach der Ankunft in einem Supermarkt Lebensmittel einkaufen, die du für deine Essgewohnheiten brauchst. Je nach Kultur bekommst du vielleicht nicht genau das gleiche, aber doch zumindest ein ähnliches Produkt.

Healthy Anti-Habit: Im Restaurant nicht überessen

Baue Widerstände auf bzw. ab

Bestelle nur ein oder zwei Vorspeisen, wenn du weißt, dass die Hauptgerichte riesig sind. Entscheide nicht nach dem Preis-Mengen-Verhältnis (Riesenpizza ist günstiger als Salat) und lass das Dessert weg.

Trinke Wasser! Trinke Alkohol nur in Maßen, denn er regt deinen Appetit an.

Verpflichte dich gegenüber deiner Begleitung und dir selbst: Du wirst nur so viel essen, dass du dich nach der Mahlzeit besser fühlst als vorher. Sie sollen dich daran erinnern, was du vorhast.

Plane einen Spaziergang oder eine andere Aktivität nach dem Essen, sodass du nur so viel isst, dass du nicht völlig platt sein wirst.

Fang jetzt an

Achte bei der nächsten Gelegenheit darauf, bewusst weniger als üblich zu essen! Überlege dir, was du normalerweise bestellt hättest, und probiere aus, wie du dich mit einer kleineren Portion fühlst.

Erstelle Regeln

Lege für dich fest, bis zu welcher Uhrzeit du eine größere Mahlzeit essen darfst (zum Beispiel vor 19 Uhr) bzw. welche Gerichte nach einer bestimmten Uhrzeit tabu sind.

Wenn du eine bessere Hälfte hast, haltet euch zusammen an eure Regeln!

Dokumentiere den Erfolg

Lade dir unsere Healthy-Habits-Checkliste herunter und trage die Gewohnheit »Nicht überessen« ein. Hake jeden geschafften Tag ab!

Ein paar Worte zum Schluss

Du bist nun am Ende dieses Buchs angelangt. Uns ist wichtig, dass du es nicht gleich aus den Händen legst und nie wieder darüber nachdenkst. Wir kennen das, wir lesen ein Buch durch, haken es ab und widmen uns dem nächsten Werk. Wir wissen allerdings auch, dass man aus einem Buch nur dann etwas mitnimmt, wenn man anschließend über die Inhalte reflektiert, seine Gedanken aufschreibt und überlegt, was sie für einen persönlich bedeuten. Was können wir für unser Leben anwenden?

Das wünschen wir uns auch von dir. Tu uns den Gefallen und hol mehr aus diesem Buch heraus. Egal, ob du vieles schon wusstest oder ob das meiste neu für dich war: Wir sind uns sicher, dass du einiges in deinem Alltag anwenden kannst. Denn zwischen Wissen und Anwenden liegen oft Welten.

Der wichtigste Moment ist *jetzt*. Jetzt entscheidet sich, ob du in den nächsten Jahren gesünder leben wirst oder nicht. Lass diesen Moment nicht verstreichen. Sobald du die letzten Worte dieses Buchs liest, gehe den ersten Schritt auf dem Weg zu einer gesünderen Lebensweise. Trinke ein Glas Wasser, iss ein Stück Obst, suche ein Rezept aus, das du heute Abend kochen wirst, lade zwei Freunde zum Essen ein, lass die Finger von dem Snack, der dich anlacht.

Falls du es noch nicht gemacht hast, erstelle eine Liste mit gesunden Gewohnheiten, die du zukünftig annehmen möchtest, sowie eine Liste mit schlechten Gewohnheiten. Sortiere diese Liste nach Wichtigkeit der Punkte. Welche Gewohnheit möchtest du dir unbedingt antrainieren oder abgewöhnen?

Auf die Gefahr hin, dass wir uns wiederholen: Konzentriere dich zunächst auf diese eine Gewohnheit. Gehe nicht zu viele Veränderungen gleichzeitig an. Das können wir Menschen nicht, denn wir sind Gewohnheitstiere. Um eine Gewohnheit zu ändern, benötigen wir Achtsamkeit und Willenskraft. Zu viel auf einmal überfordert uns. Unser eigenes Rom wurde auch nicht an einem Tag erbaut. Es war ein langer Prozess voll von Erkenntnissen und neuen Gewohnheiten. Dieser Prozess hält weiter an. Wir werden nie sagen: »Jetzt ernähren wir uns zu 100 Prozent gesund und werden das für immer so beibehalten.« Nein, wir werden weiter dazulernen und neue Gewohnheiten ausprobieren. Was für uns funktioniert, behalten wir bei. Alles andere schaffen wir wieder ab. Eine gesunde Lebensweise darf nicht zur Qual werden. Sie muss Spaß machen.

Reibe dich an deiner Ernährung nicht zu sehr auf. Wenn sie nur durch Zwänge, Verbote und aus purer Willenskraft heraus Bestand hat, wirst du sie nicht auf Dauer durchhalten. Lass auch mal locker und sei nicht zu verbissen. Du darfst gern sündigen. Das macht dich nicht zu einem schwachen Menschen. Es macht dich überhaupt erst zu einem Menschen!

Uns ist wichtig, dass du dich nicht nur gesund ernährst, sondern dass du zufrieden mit deinem Körper und deinem Leben bist. Wenn du nur gegen dich selbst kämpfst, kannst du nicht gewinnen. Mach dir bewusst, dass deine Gesundheit aus mehr besteht als einer schlanken Taille. Ein gesunder Lifestyle bedeutet auch Bewegung, emotionales Wohlbefinden und geistiges Wachstum. Diese Dinge spielen alle zusammen. Wenn es dir emotional gut geht und du dich geistig forderst, wirst du auch mit deiner Ernährung weniger Probleme haben, denn du bist automatisch zufriedener mit dir selbst und denkst nicht nur übers Essen nach.

Was ist, wenn nichts klappt?

Die besten Ratschläge bedeuten nicht, dass immer alles nach Plan läuft. Es kann sein, dass nichts so läuft, wie du es dir vorstellst. Nach einigen Tagen ist die erste Euphorie verflogen und du stehst vor den Herausforderungen des Alltags. Plötzlich fehlt dir die Lust, deiner neuen Gewohnheit nachzugehen und du kannst am Ende des Tages kein Häkchen setzen. Das ist normal. So geht es uns auch.

Deine neue gute Gewohnheit einmal links liegen zu lassen, ist in Ordnung. Entscheidend ist der Tag danach. Ignoriere sie kein zweites Mal, nimm sie sofort wieder auf und mach weiter, als wäre nichts gewesen. Und wenn du mit deinen Gewohnheiten öfter aussetzt, nimm dir Zeit zur Analyse. Finde heraus, woran es liegt:

○ Veränderst du zu viel auf einmal? Dann streiche ein paar neue Gewohnheiten von deiner Liste und konzentriere dich in nächster Zeit nur auf eine oder wenige wichtige.
○ Ist die Gewohnheit zu anspruchsvoll? Dann senke den Anspruch an dich selbst. Leg die Latte so tief, dass Scheitern fast unmöglich ist.
○ Ist der Zeitraum zu lang? Anstatt dir 30 Tage oder »für immer« vorzunehmen, beginne mit nur einem Tag. Morgen beginnt dann eine neue Herausforderung.
○ Vergisst du eine neue Gewohnheit zu häufig? Dann erinnere dich so oft es nur geht an sie. Verwende eine App, hefte Zettel in deine Wohnung, stell dir den Wecker.
○ Ist dir die Gewohnheit nicht wichtig genug? Wenn die Euphorie verflogen ist, wirken manche Gewohnheiten auf einmal

sinnlos. Denke noch einmal darüber nach, ob sie wirklich essenziell für dich ist. Wenn nicht, suche dir eine Alternative.

○ Fehlt dir die Unterstützung aus deinem Umfeld? Guckt dich jemand schief an, weil du deine Gewohnheiten ändern möchtest? Dann sprich mit diesen Leuten darüber, wie wichtig dir das ist. Wenn möglich, finde jemanden, der mitmacht. Falls das nicht geht, gehe Miesmachern für eine Weile aus dem Weg.

Wenn dir Gewohnheiten weiterhin schwerfallen, du sie aber unbedingt etablieren möchtest, lies noch einmal den Abschnitt »Eine Frage der Gewohnheiten« im Kapitel »Ein paar Worte vorab« und folge den Tipps ganz genau.

Jetzt kommen wir wirklich zum Ende und überlassen dich deinen neuen Vorsätzen. Um damit nicht allein zu bleiben, schau mal auf www.healthyhabits.de vorbei. Dort schreiben wir regelmäßig über gesunde Gewohnheiten. Abonniere unseren kostenlosen Newsletter, um jede Woche eine Erinnerung zu erhalten. Wenn du magst, kannst du uns auch schreiben: an jasmin@healthyhabits.de oder patrick@healthyhabits.de. Wir freuen uns, von dir zu hören.

Anhang

Quellen

1. https://www.youtube.com/watch?v=sqaUVh3F6SY&list=PLPTeKnGI35
   Yzj2efjP8Stl3XI82NCrlBJ (Stand 3.12.2015)
2. https://www.destatis.de/DE/PresseService/Presse/Pressemitteilun-
   gen/2014/11/PD14 386 239.html (Stand 3.12.2015)
3. http://www.rki.de/DE/Content/Gesundheitsmonitoring/Themen/
   Uebergewicht_Adipositas/Uebergewicht_Adipositas_node.html (Stand
   3.12.2015)
4. Pollan, Michael: Lebensmittel. Eine Verteidigung gegen die industrielle
   Nahrung und den Diätenwahn. Goldmann, 2009, S. 18
5. Amann, Susanne: Unsere Lebensmittel – Wie viel Industrie vertragen
   wir? Ein SPIEGEL E-Book (Kindle Edition), 2014
6. GEO Magazin Laufen: Die lebenswichtige Bedeutung der Bewegung
   (GEO eBook Single), 2014
7. http://berichte.bmelv-statistik.de/DFT-910 030-0000.pdf (Bundesminis-
   terium für Ernährung und Landwirtschaft) (Stand 3.12.2015)
8. Lustig, Robert: Fat Chance: The Hidden Truth About Sugar, Obesity
   and Disease. Fourth Estate, 2014
9. http://www.who.int/nutrition/publications/guidelines/sugar_intake_
   information_note_en.pdf, S. 3 (Stand 3.12.2015)
10. http://www.biomedcentral.com/content/pdf/1471 2458-9-286.pdf –
    Münster, Eva; Rüger, Heiko; Ochsmann, Elke; Letzel, Stephan; Toschke,
    André M.: Over-indebtedness as a marker of socioeconomic status
    and its association with obesity: a cross-sectional study, 2009 (Stand
    3.12.2015)
11. http://www.vis.bayern.de/ernaehrung/ernaehrung/ernaehrung_
    krankheit/glykaemischer_index_diabetes.htm (Stand 3.12.2015)
12. http://www.evb-online.de/schule/Studiensteckbrief_-_Cofresco.pdf

13. http://www.welt.de/gesundheit/article994 876/Tiefkuehl-und-Dosen-gemuese-sind-besser-als-ihr-Ruf.html (Stand 3.12.2015)
14. http://www.oekotest.de/cgi/index.cgi?artnr=10683&gartnr=91&bernr=06&seite=06 (Stand 3.12.2015)
15. https://www.foodwatch.org/de/informieren/freihandelsabkommen/aktuelle-nachrichten/schwarzwaelder-schinken-aus-texas/ (Stand 3.12.2015)
16. http://www.tagesspiegel.de/medien/hart-aber-fair-in-der-ard-wenn-essen-nicht-einfach-nur-essen-ist/109 2342.html (Stand 3.12.2015)
17. http://www.handelsblatt.com/technik/energie-umwelt/klima-orakel-ist-ein-apfel-aus-chile-oder-neuseeland-immer-klimaschaedlicher-als-ein-deutscher-apfel/322 396.html (Stand 3.12.2015)
18. http://www1.wdr.de/daserste/hartaberfair/videos/videogespraechmit-dirksteffens100.html (Stand 3.12.2015)
19. http://www.tuev-sued.de/uploads/images/118 631145 697694 0803/Fleischqualitaet%20Ratgeber.pdf (Stand 3.12.2015)
20. https://www.greenpeace.de/themen/meere/fischerei
21. http://www.wwf.de/aktiv-werden/tipps-fuer-den-alltag/vernuenftig-einkaufen/einkaufsratgeber-fisch/einkaufsratgeber-fisch/ (Stand 3.12.2015)
22. http://berichte.bmelv-statistik.de/DFT-910 030-0000.pdf (Stand 3.12.2015)
23. Erläuterung: Bei einem Gesamt-Zuckerkonsum von 100 Gramm pro Tag stammen ca. 33 g aus Getränken. Da 1 g Zucker in etwa 4,1 kcal entspricht (vgl. Lustig, Robert: Fat Chance, 2014), ergeben sich ca. 135 kcal pro Tag aus Getränken. 7000 kcal entsprechen 1 kg Körperfett (vgl. Bailor, Jonathan: The Calorie Myth: How to Eat More, Exercise Less, Lose Weight, and Live Better, 2015). Demzufolge ergeben 135 zusätzliche Kalorien pro Tag ca. 7 kg Fett nach einem Jahr.
24. Van Ittersum, Koert, & Wansink, B. (2012). Plate size and color suggestibility: The Delboeuf illusion's bias on serving and eating behavior. Journal of Consumer Research, 39 (2), 215 228
25. Wansink, Brian (2004). »Environmental Factors That Increase the Food Intake and Consumption Volume of Unknowing Consumers*«. Annual Review of Nutrition 24: 461
26. Skulas-Ray, A. C.; Kris-Etherton, P. M.; Teeter, D. L.; Chen, C.-Y. O.; Van den Heuvel, J. P.; West, S. G.: A High Antioxidant Spice Blend Attenuates Postprandial Insulin and Triglyceride Responses and

Increases Some Plasma Measures of Antioxidant Activity in Healthy, Overweight Men. Journal of Nutrition, 2011; 141 (8): 1451

27. http://jetzt.sueddeutsche.de/texte/anzeigen/58543/Dinner-fuer-Tausende

28. Klein, Thomas; Rapp, Ingmar; Schneider, Björn: Der Einfluss der partnerschaftlichen Lebensform auf Rauchverhalten und Körpergewicht, Comparative Population Studies – Zeitschrift für Bevölkerungswissenschaft Jg. 38, 3 (2013): 649–672

Hier findest du alle Bücher, Blogs und Videos, die wir im Buch erwähnt bzw. die wir zur Recherche für das Buch genutzt haben.

Checklisten & Co.

Gewohnheits-Checkliste: www.healthyhabits.de/checkliste-buch
Zucker-Checkliste: www.healthyhabits.de/zucker-checkliste
Glykämische Last und Nährwerte: http://www.vis.bayern.de/ernaehrung/ernaehrung/ernaehrung_krankheit/glykaemischer_index_diabetes.htm
Saisonkalender des aid: https://www.aid.de/verbraucher/saisonkalender.php

Bücher

Beinfield, Harriet/Korngold, Efrem: Traditionelle Chinesische Medizin. Grundlagen – Typenlehre – Therapie. dtv, 2005 (antiquarisch erhältlich)

Foer, Jonathan Safran: Tiere essen. Fischer TB, 4. Auflage 2012

Leitzmann, Claus: Vegetarismus: Grundlagen, Vorteile, Risiken. C. H. Beck, 2. Auflage 2012

Lustig, Robert: Fat Chance: The Hidden Truth About Sugar, Obesity and Disease. Fourth Estate, 2014

Pollan, Michael: Lebensmittel. Eine Verteidigung gegen die industrielle Nahrung und den Diätenwahn. Goldmann, 2009

Wansink, Brian: Essen ohne Sinn und Verstand. Wie die Lebensmittelindustrie uns manipuliert. Campus, 2008 (antiquarisch erhältlich)

Rezepte

www.chefkoch.de
www.eatsmarter.de/rezepte
www.daskochrezept.de/rezepte
www.lecker.de/rezepte/rubrik-rezepte/
www.kochbar.de/rezepte/
www.frag-mutti.de/kochen-und-backen
und viele, viele mehr, schau dich einfach online mal um

Videos

Lustig, Robert: Sugar: The Bitter Truth: www.youtube.com/watch?v=dBnniua6-oM
Hart, aber fair, 10.11 2014: Mit der Kuh per Du – wie korrekt muss unser Essen sein? (Sendung über Regionalität, Vegetarismus und die Frage, ob Essen zur Religion wird): https://www.youtube.com/watch?v=AOaIaG5f3Pk

Sonstige Quellen

Leitzmann, Claus/Keller, Markus: »Vegetarische Ernährung. Eine Ernährungsweise mit Zukunft«. In: Spiegel der Forschung Nr. 1/2011, Justus-Liebig-Universität Gießen: http://geb.uni-giessen.de/geb/volltexte/2011/8117/
TÜV SÜD-Tipps: »Zehn Anzeichen guter Fleischqualität«, September 2006: https://www.tuev-sued.de/uploads/images/118 631145 697694 0803/Fleischqualitaet%20Ratgeber.pdf
WWF-Einkaufsratgeber für Fleisch und Fisch: http://www.wwf.de/aktiv-werden/tipps-fuer-den-alltag/vernuenftig-einkaufen/einkaufsratgeber-fisch/einkaufsratgeber-fisch/
Wenn du dich weiter zu echten Lebensmitteln informieren möchtest, suche online nach Begriffen wie »Vollwerternährung« oder »Vollwertkost«.

Anmerkung des Verlags: Es wurde versucht, alle Quellen ordnungsgemäß zu benennen. Sollten sich Rechteinhaber ungenannt wiederfinden, können sie sich gern an den Verlag wenden.

ISBN 978-3-517-09458-8

1. Auflage 2016
© der aktualisierten, erweiterten Neuausgabe: 2016 by Südwest Verlag,
einem Unternehmen der Verlagsgruppe Random House GmbH,
81673 München

Aktualisierte Neuausgabe des bereits im Selfpublishing erschienenen
gleichnamigen Titels © Dezember 2014 Jasmin Schindler, Patrick Hundt

Redaktionsleitung: Silke Kirsch
Projektleitung: Joana Lück
Bildredaktion: Sabine Kestler
Layout und Satz: Nadine Thiel, kreativsatz, Baldham
Umschlaggestaltung: zeichenpool, München, unter Verwendung von
Fotos von shutterstock/Krzysztof Slusarczyk, Valentina Razumova, xpixel,
Maks Narodenko, Gregory Gerber, RoyStudio.eu

Druck und Bindung: GGP Media GmbH, Pößneck
Printed in Germany

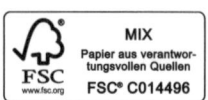

Verlagsgruppe Random House FSC®N00 967

PROBIEREN SIE ES MAL VEGAN!

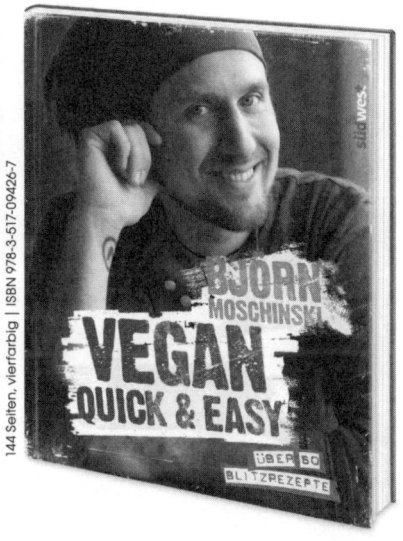

144 Seiten, vierfarbig | ISBN 978-3-517-09426-7

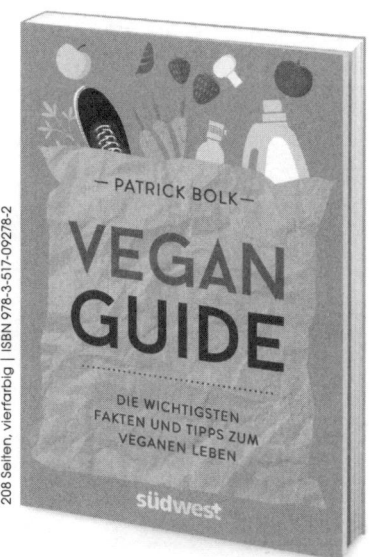

208 Seiten, vierfarbig | ISBN 978-3-517-09278-2

Björn Moschinski verspricht in seinem Kochbuch leckere und gesunde Gerichte mit nur 30 Minuten Zubereitungszeit und zeigt in über 60 herzhaften und süßen Rezepten, dass vegan Genießen lecker, vielfältig, aber vor allem schnell zu kochen ist.

Das ultimative Einsteigerbuch in die vegane Ernährung erklärt Schritt für Schritt den Umstieg in eine gesunde fleischlose Ernährung – mithilfe eines einfachen 10-Punkte-Programms, das Sie ganz entspannt in Ihrem eigenen Tempo umsetzen können.

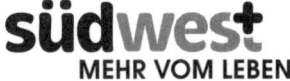

GESUND & LECKER!

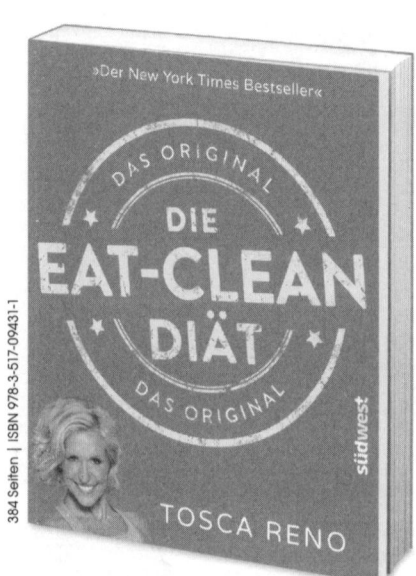

384 Seiten | ISBN 978-3-517-09431-1

»Der New York Times Bestseller«

DAS ORIGINAL
DIE
EAT-CLEAN
DIÄT
DAS ORIGINAL

TOSCA RENO

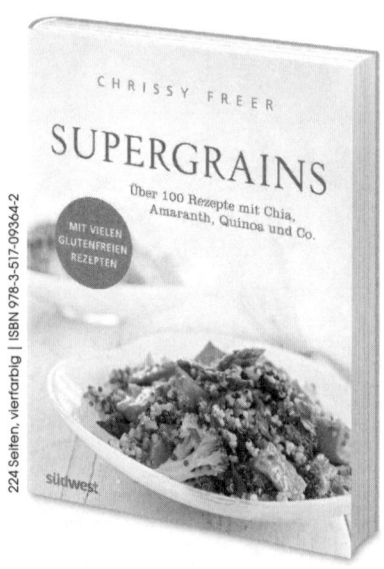

224 Seiten, vierfarbig | ISBN 978-3-517-09364-2

CHRISSY FREER

SUPERGRAINS

Über 100 Rezepte mit Chia,
Amaranth, Quinoa und Co.

MIT VIELEN
GLUTENFREIEN
REZEPTEN

Nicole Kidman, Angelina Jolie und Halle Berry schwören auf Tosca Renos Eat-Clean Diät. Eat-Clean lässt überflüssige Pfunde dauerhaft purzeln. Was bei Eat-Clean zählt, sind Frische und Natürlichkeit. Keine künstlichen Zusätze, kein Zucker, nichts, was in Plastik verpackt ist. Stattdessen kommen köstliche Nährstoffwunder auf den Teller, und zwar satte sechs Mal am Tag.

Ganz viele geniale Gerichte mit Chia, Amaranth, Quinoa und Co.: Denn Körner, Urgetreide und Samen sind wahres Superfood – sie sind gesund und schmecken super, egal ob zum Frühstück, zum Mittag- oder Abendessen oder als süßes Dessert.

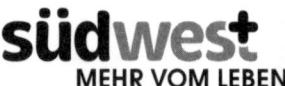